D1734090

Dr. med. Jan-Peter Jansen
Endlich schmerzfrei

Dr. med. Peter Jansen

Endlich schmerzfrei

Wie sich jeder gegen Kopfschmerzen und Migräne selbst helfen kann

VERLAG FÜR POSITIVE LEBENSGESTALTUNG

© F. A. Herbig Verlagsbuchhandlung GmbH, München
und Script Medien Agentur GmbH, München
Sonderausgabe für
Verlag für positive Lebensgestaltung GmbH, Königswinter
Umschlaggestaltung: Marlies Müller
Umschlagfoto: Bavaria Bildagentur Düsseldorf
Gesamtherstellung:
Verlag für positive Lebensgestaltung GmbH, Königswinter
ISBN 3-927337-82-X

Inhalt

Einführung

Kopfschmerzen gehören zu den wichtigsten Gesundheits-
problemen unserer Zeit. Etwa 70 Prozent aller Deutschen
haben häufig oder gelegentlich darunter zu leiden, das
sind immerhin 54 Millionen Menschen.

Kopfschmerzen bedeuten in erster Linie für die Betroffenen eine erhebliche Beeinträchtigung ihrer Lebensqualität; es gibt sogar Fälle, in denen Menschen durch sie zum
Selbstmord getrieben werden. Darüber hinaus ergibt sich
aus ihnen eine zusätzliche Belastung der Volkswirtschaft.
Allein die Migräne verursacht aufgrund verlorener Ar-
beitstage in jedem Jahr einen Schaden von schätzungsweise 6,4 Milliarden Mark, und die Kosten ihrer Behandlung belaufen sich auf etwa 3,4 Milliarden Mark; die
entsprechenden Zahlen für den Kopfschmerz vom Spannungstyp sind noch höher, weil er weitaus häufiger ist.
Kopfschmerzen zählen damit zu den teuersten Krankheiten überhaupt.

Kopfschmerzen finden dennoch nicht die Beachtung, die
ihnen zukommen sollte. Das gilt für ihre Häufigkeit
ebenso wie für ihre Therapie. Anders ist es nicht zu
erklären, daß beispielsweise von den Patienten mit Migräne etwa 50 Prozent überhaupt nicht bzw. nicht mehr
zum Arzt gehen, und daß diejenigen, die es tun, durchschnittlich viermal im Jahr den Arzt wechseln, weil auch

sie mit dem Erfolg der Behandlung unzufrieden sind. Mit anderen Worten: Jeder zweite Patient behandelt seine Migräne selbst; bei den häufigeren Fällen von Spannungskopfschmerz dürften es noch mehr sein.

Für diese Menschen ist dieses Buch geschrieben. Es soll sie über die besten Möglichkeiten der Selbsthilfe zur Vorbeugung von Attacken und zur Linderung der Beschwerden informieren, sowohl über die nichtmedikamentösen Methoden als auch über die Selbstmedikation mit Schmerzmitteln. Es soll sie auch auf die Grenzen und die Gefahren der Selbsthilfe hinweisen und sie dadurch vor weiteren Gesundheitsstörungen bewahren. Es soll ihnen zudem grundlegendes Wissen über Entstehung und Verlauf der häufigsten Arten von Kopfschmerzen vermitteln, damit sie ihre Erkrankung genauer verstehen und erfolgreicher mit ihr umgehen können. Es kann und soll jedoch den Arzt nicht ersetzen, vielmehr den Betroffenen eine Hilfe dabei sein, besser mit ihren Kopfschmerzen zu leben.

Dieses Buch stützt sich auf Erfahrungen aus meiner Arbeit in einer Schwerpunktpraxis für Schmerztherapie und auf den gegenwärtigen Stand des Wissens der Medizin, der sich durch neue Erkenntnisse erweitern und zu erfolgreicheren Therapien führen kann – worauf auch ich hoffe, allen Menschen mit Kopfschmerzen zuliebe.

Dr. med. Jan-Peter Jansen

I Wie Schmerz entsteht – und warum ihn jeder anders empfindet

Jeder kennt ihn, keiner mag ihn – denn Schmerz verleidet die Lebensfreude und mindert die Leistungsfähigkeit. Doch jeder braucht ihn – denn Schmerz verhilft wieder zu Gesundheit und schützt das Leben.

Schmerz hat zwei Seiten. Seine negative Kehrseite kennen alle jene Menschen, die unter chronischen Schmerzen zu leiden haben und die sich nichts sehnlicher wünschen, als überhaupt keine Schmerzen mehr zu verspüren. Würde ihnen dieser Wunsch erfüllt werden, wäre das fatal für sie. Ein Leben ganz ohne Schmerzen ist eine ständige Gefahr und zumeist von kurzer Dauer. Die seltenen Fälle von Menschen mit einer angeborenen Schmerzunempfindlichkeit (kongenitale Analgesie) beweisen es. Ihnen widerfährt es immer wieder, daß sie aus Wunden zu verbluten drohen, die sie nicht einmal spüren. Sie sterben schon in jungen Jahren, oft an ganz banalen Krankheiten, die leider zu spät erkannt werden, weil keine Schmerzen darauf hinweisen.

Was Schmerz eigentlich ist, das ist schwer zu beschreiben; selbst »Der Große Brockhaus« drückt sich darum. Eine Kommission der Internationalen Gesellschaft für das Studium des Schmerzes (IASP) hat ihn so definiert:

»Schmerz ist eine unangenehme sensorische und emotionale Erfahrung, die in Verbindung mit tatsächlichen oder drohenden Gewebsschädigungen auftritt oder in Begriffen solcher Gewebsschädigungen beschrieben wird.« Daraus geht hervor: Schmerz ist eine Art Sinneseindruck, und Schmerz kann einen Sinn haben – zumindest der akute Schmerz.

Er gilt als die positive Seite vom Schmerz. Denn er ist ein biologisches Warnsignal mit Schutzfunktion, das durch Einwirkungen von außen bzw. durch Veränderungen im Inneren ausgelöst wird und das nicht nur den Betroffenen zum Arzt zwingt, sondern diesem auch hilfreich bei der Diagnose ist. Der akute Schmerz ist deshalb bereits vom Ahnherrn aller Ärzte, dem Griechen Hippokrates (ca. 460 v. Chr. – ca. 370 v. Chr.), als »bellender Wachhund der Gesundheit« gelobt worden. Er schlägt Alarm, wenn Gesundheit und Leben in Gefahr sind, damit möglichst frühzeitig durch eine gezielte Therapie die Ursachen beseitigt und noch schlimmere Schäden verhindert werden. Er tut zwar weh, aber selbst das ergibt einen Sinn: Je intensiver ein Schmerz ist, desto mehr wird er beachtet und desto eher wird gehandelt und behandelt. Hat er seine Funktion erfüllt, verstummt der bellende Wachhund – der Schmerz vergeht von selbst. Zu dieser Art von Schmerz gehören die sogenannten sekundären Kopfschmerzen als Symptom einer Erkrankung oder Störung des Gehirns oder eines anderen Organs; die wichtigsten von ihnen werde ich im nächsten Kapitel beschreiben.

Chronische Schmerzen sind ganz anders. Sie sind kein Symptom, sie haben keinen Sinn. Sie sind selbst zu einer eigenständigen Krankheit geworden – zur Schmerzkrankheit. In diesen Fällen ist, um bei dem Beispiel des Hippokrates zu bleiben, der bellende Wachhund der Gesundheit außer Kontrolle geraten. Er schlägt immer wieder an, und das ohne ersichtlichen Grund. Er selbst ist nun das größte Übel. Das gilt auch für die sogenannten primären Kopfschmerzen wie Spannungskopfschmerz und Migräne, sie sind die häufigsten chronischen Schmerzen überhaupt. Wie es dazu kommen kann, ist noch weitgehend ungeklärt; was darüber bekannt ist, werde ich ebenfalls im nächsten Kapitel berichten.

Zum besseren Verständnis an dieser Stelle eine sehr kurze, stark vereinfachte Darstellung, wie Schmerz entsteht und wahrgenommen, empfunden und verarbeitet wird.

Am Anfang ist ein Reiz, der durch chemische Substanzen oder mechanische Belastungen, durch Hitze oder Kälte ausgelöst wird. Er wird von speziellen Empfängern wahrgenommen, insbesondere von den sogenannten Nozizeptoren. Das sind hauchdünne Nervenfasern, die ohne einen besonderen Abschluß im Gewebe enden. Als »freie Nervenendigungen« sind sie praktisch über den ganzen Körper verteilt, auch in Blutgefäßen des Gehirns und in Teilen der Hirnhäute, jedoch nicht im Gehirn, weshalb es selbst keinen Schmerz verspürt.

Dieser Reiz löst ein elektrochemisches Signal aus, das über die schmerzleitenden Nervenfasern zum Gehirn gelangt. Es gibt zwei verschiedene Wege dorthin: Das Signal aus dem Körper tritt über die Hinterwurzeln in das Rückenmark ein und wird dort umgeschaltet, ein Signal aus dem Kopfbereich wird über den Trigeminusnerv in den Hirnstamm geleitet. Beide erreichen einen Bereich im Zwischenhirn, der Thalamus genannt wird; sie werden dort umgeschaltet und weiter verteilt.

Bis dahin verspürt der betroffene Mensch wenig von dem,

was in seinem Körper abläuft, denn Schmerz entsteht erst im Kopf. Es gibt dort kein spezielles Schmerzzentrum, es sind stets mehrere Bereiche daran beteiligt, die eintreffenden Signale aus dem Körper zu verarbeiten. In der Großhirnrinde mit ihren berühmten kleinen grauen Zellen wird der Schmerz bewußt wahrgenommen; hier wird auch seine Herkunft lokalisiert und seine Intensität bewertet sowie letztendlich entschieden, welche Konsequenzen daraus zu ziehen sind. Im sogenannten Limbischen System (das ist das Bindeglied zwischen Körper und Psyche) wird der Schmerz mit Gefühlen verknüpft; hier wird bestimmt, ob er als sehr quälend oder etwa als lustvoll empfunden wird und auch, wie groß die existentielle Angst davor oder wie stark die emotionale Abwehr dagegen ist.

Die Wahrnehmung von Schmerzen ist kein rein physiologischer Ablauf, sondern hat auch eine psychische Komponente. Die Schmerzschwelle, ab der Schmerz verspürt wird, ist zwar bei allen Menschen in etwa gleich. Das bestätigt ein Versuch, bei dem die Haut von Freiwilligen mit Wärmestrahlen traktiert worden ist: Bei Temperaturen um 45 Grad wurde der erste Hitzeschmerz wahrgenommen – unabhängig von Alter, Geschlecht, soziologischer Herkunft. Individuell verschieden aber ist, wie stark Schmerzen empfunden werden. Sie sind ganz subjektive Erlebnisse, die sich nicht von einem Menschen auf den anderen übertragen lassen. Sie werden bestimmt durch eine Vielzahl verschiedenster Faktoren, die bei jedem Menschen von anderer Bedeutung sind. Dazu gehören die folgenden.

Erziehung: Noch im Alter von drei bis fünf Jahren reagieren viele Jungen empfindlicher auf Schmerzen als Mädchen; danach kehrt sich dieses Verhältnis um, weil »ein richtiger Junge« nicht weinen darf, sondern tapfer sein muß.

Erfahrungen: Bei Menschen, die häufig Schmerzen erleiden müssen, reagieren mit der Zeit die Nervenzellen empfindlicher darauf. In ihrem Gehirn kann sogar ein »Schmerzgedächtnis« entstehen, das unter bestimmten Bedingungen ebenso abzurufen ist wie andere Gedächtnisinhalte; schlimmstenfalls genügt dann allein der Gedanke daran, um die Schmerzen wahrzunehmen, und zwar ohne jede Meldung aus dem Körper.

Milieu: Menschen, die von ihren Angehörigen mit sehr viel Mitleid bedacht werden, zeigen nicht nur ihre Schmerzen deutlich, sie empfinden diese auch stärker. Der Grund dafür ist eine unbewußte Lernerfahrung: Weil sie leiden, werden sie mehr beachtet, und daraus ergibt sich für sie ein Zugewinn. Auch ist bekannt, daß Angehörige von Patienten mit chronischen Schmerzen selbst häufiger über Schmerzen klagen; ob eine größere vererbte Empfindlichkeit für Schmerzen oder ein stärker ausgeprägtes erlerntes Schmerzverhalten die Ursache für eine derartige familiäre Häufung ist, ist noch umstritten.

Kulturkreis: In den Ländern und Nationen, in denen man mit allen Äußerungen menschlicher Empfindungen ohnehin zurückhaltender ist, werden Schmerzäußerungen ebenfalls zurückgehalten, und auch der Schmerz als solcher wird weniger beachtet. Das mag ein Grund dafür sein, daß die 125 Millionen Japaner nur einen Anteil von etwa fünf Prozent am weltweiten Verbrauch von Schmerztabletten haben, die 255 Millionen Amerikaner dagegen etwa 60 Prozent aller Analgetika einnehmen. Selbst in den USA ergab eine Untersuchung noch interessante Unterschiede: Die eher extrovertierten Bürger italienischer Abstammung, die aus ihren Gefühlen keinen Hehl machen, bewerten Reize derselben Stärke viel schmerzhafter als die mehr introvertierten, also in sich verschlossenen Amerikaner irischer Herkunft.

Von großer Bedeutung in diesem Zusammenhang ist ein weiterer Umstand: Derselbe Mensch verspürt in verschiedenen Situationen den Schmerz verschieden stark. Vor allem seine momentane psychische Verfassung hat einen großen Einfluß darauf. Bekannteste Beispiele dafür sind Soldaten, die Verletzungen nicht wahrnehmen, solange sie um ihr Leben kämpfen müssen, und Fußballspieler, die trotz eines kräftigen Trittes gegen das Schienbein weiter auf das gegnerische Tor stürmen. Negative Einwirkungen dagegen können Schmerzen verstärken, etwa Streß und Erschöpfung, schlechte Laune und frustrierende Erfahrungen; beispielsweise reagierten bei einem Test die Studenten, die gerade eine Prüfung nicht bestanden hatten, viel empfindlicher auf schmerzauslösende Reize als ihre erfolgreichen Kommilitonen. Umgekehrt wird das Schmerzempfinden durch gezielte Maßnahmen positiv beeinflußt, so daß Entspannung oder Ablenkung die Schmerzen erträglicher machen können.

Auf dieser Erkenntnis beruhen einige recht erfolgreiche Maßnahmen zur Selbsthilfe gegen Kopfschmerzen, die ich im vierten Kapitel genauer beschreiben werde. Sie machen sich Grundlagen zunutze, die teilweise erst vor einigen Jahren entdeckt und noch längst nicht voll erforscht sind: Das zentrale Nervensystem aus Gehirn und Rückenmark verfügt selbst über Methoden und Mittel, mit deren Hilfe es die Weiterleitung von Signalen aus dem Körper und darüber die Wahrnehmung der Schmerzen hemmen oder verstärken kann. Zu ihnen gehören die »Torkontrollen« und die »Endorphine«.

Die Torkontrollen (englisch: gate-controls) sitzen an Schaltstellen im Rückenmark, auch im Trigeminusnerv und im Zwischenhirn. Sie wirken dort wie Pförtner, die nicht jeden Schmerzimpuls passieren lassen. Die Anweisungen, ob das Tor offen bleiben oder geschlossen werden soll, erhalten sie vom Gehirn — und psychische Faktoren wie Freude oder Frust haben Einfluß darauf.

Die Endorphine sind ein Teil dieser Torkontrollen. Sie heißen so, weil sie vom Körper selbst hergestellt werden und weil sie ähnlich wie Morphium aufgebaut sind. Sie setzen sich auch an denselben Rezeptoren im Rückenmark und im Gehirn fest und wirken dort ebenfalls schmerzhemmend, wenngleich nicht ebenso stark wie Morphium. Bei einem akuten Streß werden von bestimmten Nervenzellen mehr Endorphine freigesetzt und deshalb Schmerzen weniger stark empfunden oder sogar gänzlich unterdrückt — womit zu erklären ist, warum der Soldat im Kampf ums Leben und der Fußballer beim Sturmlauf weitaus weniger schmerzempfindlich sind. Übrigens: Menschen, die mehr Schmerzen ertragen können als andere, verfügen wahrscheinlich von Natur aus über mehr Endorphine.

Die Entdeckung der Endorphine gab Anlaß zu der Hoffnung, nach ihrem Vorbild neue Arzneimittel zur Bekämpfung von Schmerzen entwickeln zu können. Trotz aller Bemühungen ist das bis heute nicht gelungen. Die natürlichen Schmerzhemmer sind therapeutisch nur dann wirksam, wenn sie in die Vene infundiert werden; werden sie oral eingenommen, wirken die Endorphine nur für kurze Zeit, weil sie von Enzymen rasch abgebaut werden. Die medikamentöse Behandlung quälender Kopfschmerzen ist nach wie vor Sache der bewährten Medikamente — und die werde ich im letzten Kapitel vorstellen.

II Was Kopfschmerzen macht

Vorab eine Zahl, die sicher überraschend groß ist: Es gibt mehr als 165 verschiedene Formen von Kopfschmerzen. Diese Vielfalt der Erkrankung mag beeindrucken, sie soll jedoch nicht erschrecken. Richtige Informationen über Ursachen, Symptome, Verlauf können vor unnötigen Sorgen bewahren. Deshalb möchte ich in diesem Kapitel grundlegendes Wissen vermitteln und falsche Vorstellungen ausräumen. Ich werde mich dabei an die neue Klassifikation der Internationalen Kopfschmerzgesellschaft (International Headache Society, abgekürzt: IHS) halten, die auf weltweit gewonnenen Erfahrungen beruht. Dieses Ordnungssystem mit genauen Kriterien ermöglicht nicht nur eine bessere Einteilung der verschiedenen Formen der Kopfschmerzen, sondern erleichtert auch deren Diagnose in der Praxis. Zum besseren Verständnis noch einige grundsätzliche Informationen.

Spannungskopfschmerz und Migräne haben den mit Abstand größten Anteil an diesem Krankheitsgeschehen; sie machen mehr als 90 Prozent aller Fälle aus. »Primäre Kopfschmerzen« können einem zwar das Leben gründlich verleiden, wenn sie nicht bestmöglich behandelt werden, aber sie verkürzen es nicht. Sie werden primäre Kopfschmerzen genannt, weil sie eigenständige Erkrankungen sind. Das besagt: Sie selbst sind die eigentliche

Ursache des Leidens, keine andere Erkrankung steckt dahinter. Außer Spannungskopfschmerz und Migräne gehören noch der Cluster-Kopfschmerz sowie einige weitere seltene Formen dazu.

Anders ist das bei den »sekundären Kopfschmerzen«. Sie sind Symptome einer Krankheit oder Störung im Körper. Sie können, um nur einige Beispiele zu nennen, ebenso die Folge von inneren Erkrankungen, Gefäßstörungen, Verletzungen wie von körperlicher Anstrengung und zuviel Alkohol sein. Auch darauf werde ich ausführlich eingehen.

In diesem Zusammenhang ist wissenswert: Wenn der Kopf schmerzt, tut nicht etwa das Gehirn weh; seine »kleinen grauen Zellen« empfinden keinen Schmerz. Empfindlich dafür sind die Hirnhäute, die das Gehirn umhüllen, und die Blutgefäße, die das Gehirn durchziehen; in ihnen verlaufen Nerven, die Schmerzen auslösen können.

Nach alledem eine positive Nachricht: Etwa 90 Prozent aller Patienten kann geholfen werden, ihnen können dank Selbsthilfe oder durch Therapie die Kopfschmerzen entweder ganz erspart bleiben oder zumindest wesentlich gelindert werden.

1 Spannungskopfschmerz: Wie ein Ring um den Kopf

Zuerst ein Test:
Zehn Fragen zum Spannungskopfschmerz

1. Ist der Kopfschmerz dumpf und drückend?
2. Tritt er in beiden Seiten des Kopfes auf?
3. Zieht er sich vom Nacken in die Stirn?
4. Haben Sie währenddessen das Gefühl, daß Ihr Kopf in einen Schraubstock eingezwängt ist oder daß ein schweres Gewicht auf Ihrem Kopf lastet?
5. Haben Sie während des Kopfschmerzes das Gefühl, nicht mehr klar denken zu können?
6. Tritt der Kopfschmerz eher gelegentlich auf?
7. Beginnt er zu unterschiedlichen Tageszeiten?
8. Klingt er allmählich wieder ab?
9. Kann der Kopfschmerz durch Streß oder Konfliktsituationen ausgelöst werden?
10. Ist der Kopfschmerz im Laufe der Zeit häufiger geworden?

Je öfter Sie auf diese Fragen mit »Ja« antworten, desto wahrscheinlicher ist es, daß Sie unter einem episodischen oder sogar chronischen Spannungskopfschmerz leiden – und desto wichtiger ist es für Sie, die folgenden Seiten besonders aufmerksam zu lesen.

Ein Fall wie viele:
»Wegen meiner Kopfschmerzen wurde ich fast zu einer Einzelgängerin«

Frau J. K., 52, Sekretärin, berichtet: »Mein Leiden hat vor etwa 25 Jahren begonnen. Mit einem Druckgefühl hinter der Stirn und mit drückenden Schmerzen, die sich über den ganzen Kopf bis in den Nacken hinzogen. Manchmal hatte ich ein Gefühl, als ob mein Kopf in einen Schraubstock eingezwängt wäre.

Anfangs traten die Kopfschmerzen nur gelegentlich auf, im Laufe der Zeit aber wurden sie immer häufiger. Schließlich dauerten sie tagelang an. Morgens bin ich bereits mit Kopfschmerzen aufgewacht, die tagsüber noch schlimmer wurden, und abends bin ich damit zu Bett gegangen. Das war kein Leben mehr. Von der Arbeit mußte ich oftmals nach Hause gehen, weil ich mich nicht mehr konzentrieren konnte. Auch privat hatte ich deswegen erhebliche Probleme. Ich wurde fast zur Einzelgängerin, weil ich mich nicht um meine Freunde kümmern und bei vielen Sachen nicht mitmachen konnte. Ich wollte nichts anderes, als mit meinen Kopfschmerzen in Ruhe gelassen zu werden. War ich allein, dachte ich über meinen Zustand nach – und fühlte mich dann noch schlechter.

Natürlich bin ich bei Ärzten gewesen, bei vielen sogar. Sie sagten zwar, daß ich einen chronischen Kopfschmerz vom Spannungstyp hätte, und sie verschrieben mir diverse Tabletten dagegen. Geholfen haben sie alle nicht. Der letzte Arzt hatte ein Einsehen und überwies mich in die Schmerzsprechstunde von Dr. Jansen.

Dort werde ich sowohl mit einem Medikament als auch mit Akupunktur behandelt. Seitdem hat sich mein Zustand merklich gebessert. Die Kopfschmerzen treten nicht mehr so häufig auf wie früher und wenn, dann sind sie nicht mehr ganz so schlimm. Ich habe nun die Hoffnung, endlich mein gesundheitliches Problem in den Griff zu bekommen, und bin deshalb auch bereit, die unangenehmen Nebenwirkungen des Schmerzmittels wie Gewichtszunahme, trockener Mund, Stuhlverstopfung in Kauf zu nehmen. Ich bin sicher, daß zu diesem Erfolg auch die verständnisvolle Art und Weise, mit der sich Dr. Jansen meiner annahm, beigetragen hat und daß es ihm gelingen wird, mit Geduld und Einfühlsamkeit die Kopfschmerzen noch weiter zu verringern.«

Das große Leiden durch den Spannungskopfschmerz

Kopfschmerzen vom Spannungstyp (so lautet ihre medizinisch exakte Bezeichnung) sind die häufigsten überhaupt. Neue Untersuchungen haben ergeben, daß etwa 29 Millionen Menschen in Deutschland davon betroffen sind. Die weitaus meisten werden glücklicherweise nur gelegentlich von einem »episodischen Spannungskopfschmerz« geplagt, der an wenigen Tagen im Monat auftritt. Jeden dreißigsten Betroffenen jedoch quält ein »chronischer Spannungskopfschmerz«, der durchschnittlich an jedem zweiten Tag auftritt – über ein halbes Jahr hinweg an mindestens 15 Tagen in jedem Monat bzw. an mehr als 180 Tagen in jedem Jahr, wie es die Internationale Kopfschmerzgesellschaft festgelegt hat.

Bei beiden Formen sind die Beschwerden sehr ähnlich, denn die eine entwickelt sich meistens aus der anderen. Charakteristisch ist ein dumpfer, drückender bis ziehender Schmerz, der im ganzen Kopf wahrgenommen wird. Die meisten der davon Betroffenen haben dann das Gefühl, einen zu engen Hut zu tragen oder ihren Kopf in einem Schraubstock eingezwängt oder eine viel zu schwere Last auf ihrem Kopf zu haben. Andere Erscheinungsformen sind möglich. Der Schmerz kann zunächst am Halsansatz im Nacken beginnen und sich von dort über den Hinterkopf nach vorn bis zur Stirn ziehen; er kann auf einen Ort begrenzt sein, etwa hinter den Augen oder in der Schläfe, oder er ist derart diffus, daß sich sein Sitz nicht genau bestimmen läßt.

Die Spannungskopfschmerzen sind in der Regel leicht bis mittelschwer, so daß durch sie die Arbeit zwar behindert ist, aber nicht verhindert wird; zudem werden sie bei körperlicher Aktivität nicht schlimmer, sondern oftmals besser – weshalb Spazierengehen an der frischen Luft ein gutes Mittel zur Selbsthilfe ist. Anders als bei einer Migräne kommt es nicht zu Begleiterscheinungen wie Übelkeit und Erbrechen, auch nicht zu erhöhter Empfindlichkeit gegen helles Licht und laute Geräusche.

Spannungskopfschmerzen beginnen bereits in jungen Jahren zwischen 20 und 30, mitunter auch schon im Kindesalter; sie sind dann bei Frauen und Männern in etwa gleich häufig. Anfangs ist es ein episodischer Kopfschmerz, der zwischen 30 Minuten und sieben Tage andauert. Er kann zu jeder Zeit während des Tages entstehen, aber in der Nacht wird man von ihm nicht geweckt. Er kann in den folgenden Stunden allmählich wieder abklingen, aber auch bis zum Schlafengehen andauern und am nächsten Morgen verschwunden sein. Mit zunehmendem Alter kann sich daraus der chronische Spannungskopfschmerz entwickeln, der häufig in den Lebensjahren zwischen Ende 30 und Anfang 40 einsetzt. Er ist bei Frauen etwas häufiger als bei Männern. Es können mehrere Mitglieder einer Familie davon betroffen sein – was nicht besagt, daß dieser Kopfschmerz eine Erbkrankheit ist. Seine Attacken dauern tage- bis wochenlang – von morgens bis abends, über das Wochenende oder während des ganzen Urlaubs. Ich kenne Patienten, die tagtäglich darunter zu leiden haben, die überhaupt kein Leben ohne Kopfschmerz mehr führen können.

Nicht genug damit. In schätzungsweise 40 Prozent der Fälle ist der chronische Spannungskopfschmerz von einer depressiven Verstimmung begleitet. Sehr wahrscheinlich ist sie die Folge der andauernden Schmerzen und nicht ihre Ursache. Wer davon betroffen ist, der fühlt sich ständig müde, abgeschlagen und weniger leistungsfähig, dessen Konzentrationsfähigkeit und Kurzzeitgedächtnis haben nachgelassen, der findet morgens nicht aus dem Bett und nachts keinen erholsamen Schlaf, der ist öfter als sonst niedergeschlagen, unruhig und nervös. Bei solch einem »Spannungskopfschmerz mit begleitender Depression« sind Lebensqualität und Arbeitskraft erheblich beeinträchtigt. In derart schweren Fällen werden Kopfschmerz und Depression gemeinsam mit speziellen Medikamenten (Antidepressiva) behandelt.

Spannungskopfschmerzen könnten vielleicht erfolgreicher behandelt werden, wenn ihre Ursachen bekannt wären. Sie sind es leider nicht. Eine Verspannung der Muskulatur – wie der Name annehmen lassen könnte – ist jedenfalls nicht unbedingt schuld daran. Bei der überwiegenden Zahl der Patienten läßt sich keine erhöhte Muskelanspannung im Nacken und in der Schulter nachweisen. Bei einer kleineren Gruppe sind zwar dort verhärtete Knoten zu finden, die wehtun, wenn man darauf drückt;

aber auch sie sind sicher nicht die eigentliche Ursache, wenngleich sie die Beschwerden noch verstärken können. Diese Form wird jetzt als »chronischer Kopfschmerz vom Spannungstyp mit erhöhter Schmerzempfindlichkeit perikranialer (= nahe beim Schädel liegender) Muskeln« bezeichnet.

Als wahrscheinlichste Theorie über die Ursachen der Spannungskopfschmerzen gilt diejenige, die von einer Störung des körpereigenen Schmerzabwehrsystems ausgeht – und diese will ich kurz erklären.

Zum körpereigenen Schmerzabwehrsystem gehört eine Art »Schmerzfilter« im Hirnstamm, dem unteren und ältesten Anteil des Gehirns. Er bestimmt, welche und wie viele Informationen über Schmerzen zum Gehirn gelangen, um dort wahrgenommen zu werden; erst dann verspürt man nämlich einen Schmerz (siehe auch erstes Kapitel). Dieser Schmerzfilter wiederum wird von körpereigenen Botenstoffen (Neurotransmittern) gesteuert, Serotonin ist ein besonders wichtiger unter ihnen. Ist ausreichend davon vorhanden, ist das Schmerzempfinden normal; mangelt es an Serotonin, wird die sogenannte Schmerzschwelle im Hirnstamm gesenkt, und es werden Schmerzen wahrgenommen, die man sonst überhaupt nicht verspüren würde. Das gilt prinzipiell für Spannungskopfschmerzen ebenso wie für andere Schmerzen an anderen Stellen im Körper; das ist zudem der Grund dafür, daß Menschen mit diesen Kopfschmerzen auch gegen Schmerzen anderer Art empfindlicher sind. Erst wenn das Gehirn wieder genügend Serotonin gebildet hat, funktioniert auch sein Schmerzfilter wieder normal – und die Schmerzen vergehen. Beim episodischen Spannungskopfschmerz ist das eine Sache von Stunden und Tagen; bei der chronischen Form dagegen dauert das viel länger,

oder es gelingt nur unzureichend, so daß der Kopfschmerz immer wiederkehrt oder ständig andauert – falls
er nicht bestmöglich behandelt wird.

Was aber führt zu einem Mangel an Serotonin und darüber zu den Spannungskopfschmerzen? Es gibt eine Vielzahl solcher Auslöser. Häufig ist nicht nur einer von
ihnen, sondern sind mehrere daran beteiligt; es handelt
sich also um ein »multifaktorielles Geschehen«. An erster
Stelle steht offensichtlich psychosozialer Streß jeder Art,
sei es in Ehe und Familie, am Arbeitsplatz oder im Alltag.
Andere Faktoren von Bedeutung sind Arbeiten in falscher
Körperhaltung oder bei schlechtem Licht, Ängste und
Depressionen, zuwenig Schlaf und zuviel Nikotin; sogar
Zähneknirschen und weitere Störungen des Kauapparates
kommen als Auslöser in Frage. Alle diese Belastungen
führen dazu, daß besonders viele Botenstoffe verbraucht
werden und schließlich für die effektive Abwehr der
Schmerzimpulse fehlen. Bei manchen der Betroffenen
läßt sich allerdings kein derartiger Auslöser nachweisen;
bei ihnen muß man von einer angeborenen Störung
ausgehen, die bewirkt, daß entweder zuviel Serotonin
verbraucht oder daß es zu langsam gebildet wird oder daß
beides der Fall ist.

Übrigens: Mit dieser Theorie über die Ursache der Spannungskopfschmerzen läßt sich auch die Wirkung von
Gegenmaßnahmen erklären. Vor allem Ruhe und Entspannung sowie bestimmte Medikamente wirken sich
positiv auf die Botenstoffe im Gehirn aus, bis endlich der
Schmerzfilter im Hirnstamm wieder normal funktioniert
und die Beschwerden auf natürliche Weise von selbst
wieder vergehen.

2 Migräne: Pochen und Hämmern in einer Seite

Zuerst ein Test: Zehn Fragen zur Migräne

1. Beginnt bei Ihnen der Kopfschmerz schon morgens oder bereits in der Nacht?
2. Hat er sich am Tag zuvor durch bestimmte Veränderungen im Verhalten angekündigt, etwa durch Rastlosigkeit oder Heißhunger auf bestimmte Speisen?
3. Ist er auf eine Seite des Kopfes begrenzt?
4. Pocht und hämmert der Schmerz im Kopf?
5. Wird er bei Arbeit oder anderen körperlichen Aktivitäten stärker?
6. Ist der Kopfschmerz so schlimm, daß Ihnen ein normales Leben und Arbeiten derweilen nicht möglich ist?
7. Treten zugleich andere Beschwerden wie Übelkeit und Überempfindlichkeit gegen Licht und Lärm auf?
8. Sind Sehstörungen kurz vor Beginn des Kopfschmerzes aufgetreten, sind Ihnen beispielsweise gezackte Gebilde vor Augen erschienen?
9. War auch ein »Ameisenkribbeln« in Armen oder Beinen zu verspüren?
10. Sind Sie bereits nachts mit Kopfschmerzen aufgewacht?

Je mehr dieser Fragen Sie mit »Ja« beantwortet haben, desto mehr Hinweise sind das darauf, daß Sie unter Migräne leiden – und deshalb sind die folgenden Seiten für Sie besonders wichtig.

Ein Fall wie viele: »Besonders schlimm war die Angst vor der Migräne«

Frau K. S., 36 Jahre, Lehrerin, berichtet: »Meine Migräne hat im Jahre 1985 begonnen, kurz nach meiner ersten Anstellung an einer Schule. Möglicherweise haben die Angst, den Anforderungen nicht gewachsen zu sein, und der Streß, den das Unterrichten mit sich brachte, zur Auslösung beigetragen. Die Symptome waren ganz charakteristisch: ein pulsierender Schmerz in der linken Kopfseite, verbunden mit Übelkeit sowie Überempfindlichkeit gegen Licht und Lärm.

Mitunter fühlte ich mich am Abend besonders aufgedreht oder sehr nervös. Dann kam in mir Angst auf, weil ich wußte, daß ich am nächsten Morgen mit Migräne aufwachen würde. War das der Fall, blieb ich im Bett liegen, legte mir einen Eisbeutel auf die Stirn und nahm Schmerztabletten ein. Die Vorhänge im Schlafzimmer hielt ich geschlossen, weil ich das helle Licht nicht ertragen konnte. Meinen Mann und meine Tochter bat ich um strengste Ruhe; sie mußten gewissermaßen auf Zehenspitzen gehen, weil mir jedes laute Geräusch im Kopf weh tat. Was ich von meiner Familie verlangte, kannte ich aus eigenem Erleben: Auch meine Mutter hatte unter Migräne zu leiden gehabt.

Die Ärzte gaben sich redlich Mühe mit mir. Sie suchten nach Auslösern der Migräne, fanden aber keine. Dennoch habe ich keinen Alkohol getrunken, keinen Käse und keine Schokolade gegessen – aus Angst, daß sie einen neuerlichen Anfall auslösen könnten. Die Ärzte verordneten alle nur erdenklichen Medikamente, leider ohne großen Erfolg. Sie überredeten mich sogar zu einer Psychotherapie. Sechs Monate lang habe ich das über mich ergehen lassen; danach waren die Anfälle einige Zeit lang nicht mehr ganz so häufig. Ständig gegenwärtig war die Angst davor, zu einem denkbar ungünstigen Zeitpunkt von der Migräne überfallen zu werden und nichts in der Hand zu haben, um mich dagegen wehren zu können. Diese Angst war es, die mir das Leben vergällte; sie war beinahe ebenso schlimm wie die Krankheit als solche.

Durch Zufall erfuhr ich von der Schmerzsprechstunde, und ich bin heute dankbar dafür. Endlich hatte ich das Gefühl, in die richtigen Hände gelangt zu sein und mit meiner Krankheit ernst genommen zu werden. Wenn es mir wieder einmal sehr schlecht erging, wurde mir so schnell wie möglich geholfen. Dr. Jansen fand ein Medikament, das mir gegen die Migräne wirklich hilft. Selbst wenn die Attacke bereits begonnen hat, ist es noch wirksam gegen die Kopfschmerzen und die anderen Beschwerden. Nur wer so etwas selbst erlebt hat, der weiß, was das bedeutet.

Für mich hat ein neues Leben begonnen. Seitdem ich weiß, daß es Hilfe gibt, auf die ich mich verlassen kann, bin ich viel lockerer geworden und nicht mehr so verkrampft. Ich nehme alles leichter als zuvor und konzentriere mich auf die angenehmen Dinge des Lebens, gemeinsam mit meiner Familie. Ich weiß zwar, daß ich von der Migräne nicht geheilt werden kann, aber ich habe keine Angst mehr – und das ist das Schönste.«

Die vielen Formen der Migräne

Über kaum eine andere Krankheit gab – und gibt es teilweise heute noch – so viele falsche Vorstellungen wie über Migräne. Am hartnäckigsten hält sich das Vorurteil, daß sie eigentlich nur ein Zipperlein und in Wirklichkeit gar nicht so schlimm ist und oftmals nichts anderes als eine Ausrede, mit der überspannte Frauen sich den ehelichen Pflichten entziehen und faule Männer sich vor der Arbeit drücken wollen. Ein geradezu klassisches Beispiel dafür ist bei Erich Kästner in dem Kinderbuch »Pünktchen und Anton« nachzulesen: »Frau Direktor Pogge hatte Migräne. Migräne sind Kopfschmerzen, auch wenn man gar keine hat.«

Ein solches Denken ist nicht nur ungerecht gegenüber den betroffenen Menschen, sondern auch bedenklich wegen seiner Auswirkungen, weil es sie davon abhalten könnte, zum Arzt zu gehen. Und es ist falsch! Migräne ist eine biologische Krankheit, eine sehr häufige und sehr schlimme sogar.

Etwa jeder achte Deutsche hat darunter zu leiden. Alles in allem sind das nahezu zehn Millionen Menschen hierzulande, mehr als sieben Millionen von ihnen sind Frauen. Ein wesentlicher Grund für dieses Überwiegen der Frauen ist der Zusammenhang mit den weiblichen Geschlechtshormonen, insbesondere mit den Östrogenen. So sind in der Kindheit Mädchen und Jungen annähernd gleich häufig von der Migräne betroffen. Nach der Pubertät, wenn die Sexualhormone wirksam werden, erkranken zunehmend mehr Frauen, während der Anteil der Männer in etwa gleichbleibt. Wenn nach den Wechseljahren die Wirkung des Östrogens nachläßt, kann – muß jedoch nicht – die Migräne bei Frauen seltener oder schwächer werden, allerdings werden ihre Attacken nur bei etwas mehr als der Hälfte von ihnen ganz aufhören.

Wer unter Migräne leidet, der ist wirklich schlimm dran. Sie kann das Leben buchstäblich verleiden, und das nicht nur während der Schmerzenszeit, sondern auch in den Tagen und Wochen zwischendurch. Während einer Attacke besteht ein hoher Leidensdruck, der sowohl durch die Kopfschmerzen und andere Symptome der Migräne als auch durch das Gefühl der Hilflosigkeit diesen Beschwerden gegenüber bedingt ist. Kaum ist das Übel überstanden, kommt Angst vor der nächsten Attacke auf. Sie kann das Leben in der schmerzfreien Zwischenzeit diktieren, indem auf so manche kleine Freude verzichtet wird, um nicht aufs neue eine Attacke auszulösen; so mancher Patient wagt es deshalb nicht einmal mehr, seine Lieblingsspeisen zu essen oder sich mit Freunden zu verabreden. Und die Aussicht, derartige Einschränkungen noch jahre- und jahrzehntelang auf sich nehmen zu müssen, mindert zusätzlich die Lebensqualität. Das muß nicht so sein, es gibt andere Mittel und Methoden, sich gegen Migräne zu wehren. Sie sind besser zu verstehen und nachzuvollziehen, wenn man mehr über die Krankheit weiß.

Das Wort Migräne ist ein Oberbegriff, der verschiedene Kopfschmerzen umfaßt. Insgesamt 16 Formen nennt die neue Klassifikation der Internationalen Kopfschmerzgesellschaft; sie sind von unterschiedlich großer Bedeutung.

Die »Migräne ohne Aura« ist am wichtigsten, weil sie am häufigsten ist. An ihr leiden etwa 90 Prozent aller Betroffenen, und zwar vor allem unter den typischen Kopfschmerzen. Sie sind im allgemeinen auf eine Seite des Kopfes begrenzt; es geschieht relativ selten, daß sie die Seite wechseln oder auf den ganzen Kopf übergreifen. Nach diesem Charakteristikum hat die Krankheit ihren Namen; die griechische Bezeichnung »Hemikranie« bedeutet soviel wie »halbköpfig«, und davon ist der Begriff Migräne abgeleitet worden.

Die Kopfschmerzen beginnen zumeist in den frühen Morgenstunden, können schon beim Aufwachen vorhanden sein; dieser Zeitpunkt ist wahrscheinlich durch eine Verringerung des Serotonins in den Blutgefäßen während der Traumphasen im Schlaf bedingt. Sie pochen und hämmern im Kopf und sind bei jedem Pulsschlag noch intensiver zu spüren als zuvor. Sie sind mäßig stark bis derart schlimm, daß weder körperliche Arbeit noch klares Denken möglich sind; zudem können ganz gewöhnliche Tätigkeiten wie Hausarbeit und Treppensteigen die Kopfschmerzen noch verschlimmern. Sie sind verbunden mit Begleiterscheinungen wie Übelkeit bis hin zum Erbrechen sowie mit Überempfindlichkeit gegen Helligkeit, Geräusche und auch gegen Gerüche; diese sind auf Regulationsstörungen im Gehirn zurückzuführen, die das Brechzentrum erfassen und die Sinneseindrücke von Augen, Ohren, Nase ungehemmt passieren lassen, so daß sie übermäßig stark wahrgenommen werden.

Wer derart leiden muß, der wünscht sich nichts anderes, als in Ruhe gelassen zu werden. Sofern es ihm möglich ist, zieht er sich zurück, schließt die Vorhänge, legt sich ins Bett und hofft darauf, am nächsten Morgen ohne Kopfschmerzen zu erwachen. Das ist leider nicht immer der Fall. Eine Attacke der Migräne kann unbehandelt bis zu 72 Stunden andauern, und sie wird immer wiederkehren. Bei jedem vierten Patienten tritt sie einmal im Monat auf, bei sechs Prozent in derselben Zeit fünf- bis zehnmal. Ich kenne Patientinnen, denen das sogar noch öfter widerfahren ist, die nahezu an jedem zweiten Tag von der Migräne heimgesucht worden sind.

Bevor diese Kopfschmerzen beginnen, können sie sich durch Vorboten (Prodromi) ankündigen. Etwa jeder dritte Patient verspürt bis zu zwei Tage im voraus, daß mit ihm »irgend etwas nicht stimmt«. Er kann sich aufgedreht oder niedergeschlagen fühlen, ungewöhnlich reizbar oder unerklärlich müde sein, so daß er ständig gähnen muß, oder plötzlich Heißhunger auf ganz bestimmte Speisen verspüren. Es kann auch sein, daß er wegen Harndrang oder Durchfall häufiger als sonst auf die Toilette gehen muß. Wer das einige Male durchgemacht hat, der weiß, was danach auf ihn zukommt. Dennoch werden diese Vorboten häufig falsch bewertet. Wer beispielsweise am Abend zuvor ein unwiderstehliches Verlangen nach Süßem hatte und deswegen eine ganze Tafel Schokolade auf einmal verspeist hat, der sieht womöglich darin den Auslöser der Attacke. Das ist falsch, richtig ist: Der Heißhunger auf Schokolade ist bereits ein Symptom der Migräne gewesen und nicht deren Ursache.

Wenn die Kopfschmerzen überstanden sind, fühlen sich die meisten Patienten abgeschlagen, erschöpft und sehr müde. Sie brauchen eine erholsame Nachtruhe, um wieder zu Kräften zu kommen. Doch selbst von dieser Regel gibt es Ausnahmen: Einige Patienten fühlen sich nach der Attacke wie neugeboren und sind nun voller Tatendrang.

Die »Migräne mit Aura« tritt bei etwa zehn Prozent der Patienten auf. Das lateinische Wort »Aura« bedeutet eigentlich »Schein«, wird hier jedoch als Umschreibung für Vorzeichen gebraucht, die typisch sind für diese Form der Migräne. Die Aura dauert weniger als eine Stunde an, entwickelt sich allmählich über fünf bis 20 Minuten hinweg und das zumeist in einer ganz bestimmten Reihenfolge.

Zuerst, und auch am häufigsten, treten Sehstörungen in einem Auge auf. Flimmern, Schleier, Schlieren können vor dem Auge erscheinen oder eine sternförmige Figur mit gezackten, bunt flimmernden Rändern oder »blinde Flecke« im Gesichtsfeld, so daß man nicht mehr richtig lesen kann. Es folgen sogenannte Sensibilitätsstörungen in einer Körperseite, etwa als ein taubes Gefühl in einer Hälfte des Mundes oder als »Ameisenkribbeln« in einem Arm, das von den Fingerspitzen ausgeht und sich bis zur Schulter hochzieht; sogar Lähmungen von Arm und Bein sind möglich. Seltener sind Sprachstörungen und Schwindelgefühl als Vorzeichen.

Alle diese Beschwerden vergehen von selbst, wenn nach spätestens einer Stunde die Aura abklingt und die charakteristischen Kopfschmerzen samt Begleiterscheinungen einsetzen, die sich nicht von denen einer Migräne ohne Aura unterscheiden. Doch auch von diesem Verlauf gibt es Abweichungen, von denen hier nur einige genannt werden sollen.

Bei einer »Migräne mit prolongierter Aura« können die Vorzeichen bis zu sieben Tage lang andauern, während sie sich bei einer »Migräne mit akutem Aurabeginn« in weniger als fünf Minuten entwickeln. Bei einer »Migräneaura ohne Kopfschmerzen« bleiben die sonst folgenden Symptome gänzlich aus; diese Form besteht jedoch nicht von Anfang an, sondern entwickelt sich mit der Zeit, wenn der Patient älter wird. Erwähnt werden soll auch der »Status migraenosus«. Das ist eine Attacke, die trotz Behandlung länger als drei Tage dauert und zwischenzeitlich längstens für vier Stunden aussetzt, nur im Schlaf verspürt der Betroffene keine Schmerzen.

Bleibt die Frage: Wie kommt es eigentlich zur Migräne? Eine verbindliche Antwort darauf gibt es noch nicht. Früher wurde allein eine Erweiterung von Blutgefäßen im Gehirn dafür verantwortlich gemacht. Heute wird angenommen, daß ihre Ursache eine angeborene Veranlagung ist, die das Nervensystem besonders empfindlich auf bestimmte Reize reagieren läßt. Davon ausgehend wurde die »neurogene Migräne-Theorie« entwickelt, die ich in ihren Grundzügen kurz beschreiben möchte (daneben gibt es nach wie vor eine Reihe weiterer Erklärungen).

Eine Schlüsselrolle beim Entstehen der Migräne spielt – ebenso wie beim Spannungskopfschmerz – der Hirnstamm. Er liegt zwischen Rückenmark und Großhirn und ist eine wichtige Steuerzentrale für viele Lebensfunktionen, unter anderem gehen von ihm Nerven zu den Blutgefäßen im Gehirn aus. Seine Beteiligung wurde durch neuere Forschungsarbeiten mit Hilfe der sogenannten Positronen-Emissions-Tomographie bestätigt. Sie ergaben: Während einer Attacke der Migräne sind bestimmte Bereiche im Hirnstamm und auch im Mittelhirn besser durchblutet und die Nervenzellen in ihnen viel aktiver als in der schmerzfreien Zeit. Bei Menschen mit Migräne ist er offensichtlich »hypersensibel« und reagiert deshalb auf Reize besonders empfindlich. Das können äußere Einwirkungen wie Wetterumschwung, starke Gerüche, bestimmte Nahrungsmittel oder psychische Belastungen durch Streß, Trauer, Freude oder Änderungen der Lebensweise am Wochenende und im Urlaub sein. Wegen der großen Bedeutung dieser »Triggerfaktoren« als Auslöser der Migräne und wegen der sich daraus ergebenden

Möglichkeiten zur Vorbeugung der Attacken werde ich im vierten Kapitel ausführlich über sie berichten.

Trifft solch ein Triggerfaktor einen Menschen mit dieser Veranlagung, werden plötzlich Nervenzellen im Gehirn aktiviert und viel zu viele Botenstoffe freigesetzt, unter anderem das Serotonin (das ebenfalls am Spannungskopfschmerz beteiligt ist). Sie werden schneller abgebaut, als sie neu gebildet werden können, so daß es zeitweilig an Serotonin mangelt. Dadurch bedingt sind viele körpereigene Regulationsvorgänge gestört. Der Hirnstamm ist ungewöhnlich erregt und wirkt über Nerven auf Blutgefäße im Gehirn ein. Er zwingt sie dazu, übermäßig viele eigene Botenstoffe freizugeben, und dieses Zuviel führt zu einer leichten, örtlich begrenzten, vorübergehenden Entzündung in den Innenwänden der Blutgefäße; sie wird »neurogene Entzündung« genannt, weil sie nicht durch eine Infektion, sondern über Nerven verursacht ist.

Die neurogene Entzündung verläuft in zwei Phasen, mit denen sich vor allem der Verlauf einer Migräne mit Aura gut erklären läßt. Zunächst quellen die Innenwände der Blutgefäße auf, zwangsläufig kann weniger Blut hindurchfließen und das Gehirn wird schlechter mit Sauerstoff versorgt. Folge dessen sind die genannten Vorboten einer Aura. Danach wird die entzündete Gefäßwand weicher, die verengten Blutgefäße erweitern sich zwar wieder, aber die Nerven in ihnen bleiben gereizt. Nun klingt die Aura ab und die pulsierenden Kopfschmerzen setzen ein. Sie sind mit jedem Herzschlag stärker zu spüren, weil dann eine neue Welle Blut gegen die geschädigten Gefäßwände drückt. Bei der häufigeren Migräne ohne Aura geschieht im Prinzip dasselbe. Allerdings verläuft die neurogene Entzündung langsamer, so daß das Gehirn in der Anfangsphase besser durchblutet bleibt und deshalb die Vorzeichen ausbleiben.

Wird eine Attacke nicht behandelt, dauern die Kopfschmerzen solange an, bis vom Gehirn wieder genügend Serotonin und andere Botenstoffe gebildet worden sind. Ist das erreicht, normalisieren sich die Regulationsvorgänge im Gehirn, der übermäßig erregte Hirnstamm beruhigt sich wieder, die Entzündung in den Blutgefäßen klingt ab – und die Migräne ist wieder einmal überstanden.

Um Mißverständnisse über die Migräne zu vermeiden bzw. zu beseitigen, möchte ich noch auf einige Fragen eingehen, die mir Patienten immer wieder stellen.

Ist Migräne eine Erbkrankheit? Auch das ist noch nicht geklärt. Es ist zwar eine Tatsache, daß Migräne in bestimmten Familien gehäuft auftritt, aber dennoch gibt es keine eindeutigen Beweise dafür, daß sie eine Erbkrankheit im eigentlichen Sinne ist. Angeboren ist vielmehr die Überempfindlichkeit des Hirnstamms, die als eine Schwachstelle zwar Voraussetzung ist, aber nicht unbedingt zur Krankheit führen muß. Wenn allerdings ein Kind miterlebt, wie seine Eltern unter der Migräne zu leiden haben, dann kann dieses »schlechte Vorbild« dazu beitragen, daß es als Erwachsener ebenfalls davon betroffen sein wird. Andererseits kenne ich viele Patienten, in deren näherer Verwandtschaft es zuvor keinen anderen Fall von Migräne gegeben hatte.

Sind Menschen mit Migräne psychisch gestört? Ganz gewiß nicht! Früher einmal wurde angenommen, daß es eine »Migräne-Persönlichkeit« gibt, die zwanghaft ordentlich und gewissenhaft, pünktlich und pflichtbewußt ist. Heute weiß man, daß das so nicht stimmt. Dennoch haben viele Patienten besondere Wesensmerkmale, die auf die allzu große Empfindlichkeit ihres Nervensystems gegenüber Reizen zurückzuführen sind. Wissenschaftliche Versuche ergaben, daß sie sich beispielsweise nicht an wiederholte gleichartige Einwirkungen von außen gewöhnen können. Wenn etwa innerhalb kurzer Zeit immer wieder ein störender Laut zu hören ist, reagiert ihr Gehirn jedesmal aufs neue darauf, während das Nervensystem anderer Menschen kaum noch davon zu beeinflussen ist. Viele Patienten mit Migräne sind auch aufgeschlossener, unternehmungslustiger, rundum aktiver als andere Menschen. Es scheint fast so, als ob der selbstgemachte Streß sie gesund erhält. Mit dieser Annahme ließe sich die bekannte »Wochenend-Migräne« erklären, die erst dann auftritt, wenn die Belastung durch die Arbeit wegfällt.

Sind Menschen mit Migräne anfälliger für andere Erkrankungen wie Schlaganfall? Dafür gibt es Hinweise, jedoch keine Beweise. Gesichert ist nur, daß junge Frauen, die unter Migräne leiden und die zugleich Zigaretten rauchen oder die Anti-Baby-Pille anwenden, ein erhöhtes Risiko haben, bereits im frühen Lebensalter einen Schlaganfall zu erleiden.

3 Cluster-Kopfschmerz: Wie eine glühende Nadel im Kopf

**Zuerst ein Test:
Zehn Fragen zum Cluster-Kopfschmerz**

1. Trifft Sie der Kopfschmerz ohne jede Vorwarnung »wie ein Blitz aus heiterem Himmel«?
2. Tritt er stets in derselben Seite des Kopfes auf?
3. Ist er bohrend bis brennend, wie eine glühende Nadel im Auge oder in der Schläfe?
4. Sind währenddessen Ihre Augen gerötet und tränen sie?
5. Ist Ihre Nase verstopft oder läuft sie?
6. Steht Ihnen Schweiß auf der Stirn oder im Gesicht?
7. Wird der Kopfschmerz derart stark, daß er kaum noch auszuhalten ist und Sie nicht mehr ruhig sitzen oder liegen können?
8. Vergeht der Kopfschmerz zwar nach einiger Zeit, kommt er aber mehrmals am Tag wieder?
9. Erleben Sie zwischenzeitlich Monate, in denen Sie vom Kopfschmerz völlig verschont bleiben?
10. Tritt er bevorzugt im Frühjahr oder im Herbst auf?

Falls Sie auf diese Fragen mehrmals mit »Ja« geantwortet haben, sind Sie wahrscheinlich vom Cluster-Kopfschmerz betroffen – und können aus den folgenden Seiten einen Nutzen ziehen.

Ein Fall wie viele: »Die Kopfschmerzen trieben mich an den Rand des Wahnsinns«

Herr U. Sch., 34 Jahre, Angestellter, berichtet: »Seit meinem 18. Geburtstag wiederholt sich alle Jahre wieder dasselbe: Im Herbst, meistens im September, habe ich unter schrecklichen Kopfschmerzen zu leiden – nur dann, zu keiner anderen Jahreszeit. Sie dauern etwa drei Wochen an, vergehen ebenso von selbst wie sie gekommen sind – um im nächsten Herbst wieder aufzutreten. Diese Kopfschmerzen sind derart schlimm, daß ich mir sicher das Leben nehmen würde – wenn ich nicht wüßte, daß sie irgendwann einmal vorüber sind. Sie sitzen im rechten Auge und in der rechten Schläfe – und sind dort wirklich wie eine glühende Nadel zu verspüren. Sie dauern zwar jeweils nur mehrere Sekunden, längstens eine Minute an, aber sie kommen immer wieder – bis zu achtmal am Tag.

Ich weiß, daß es sich dabei um einen sogenannten Cluster-Kopfschmerz handelt, der an sich sehr selten ist. Ich glaubte lange Zeit, daß mir nichts und niemand dagegen helfen kann. Alle Medikamente, die ich ausprobierte, hatten erhebliche Nebenwirkungen; sie ließen mich derart unkonzentriert und schläfrig werden, daß ich nicht arbeiten konnte. Ich beschloß deshalb, überhaupt nichts mehr gegen die Kopfschmerzen zu unternehmen, sondern sie über mich ergehen zu lassen. Aber das habe ich nicht ausgehalten, denn die Schmerzen trieben mich an den Rand des Wahnsinns.

Ich habe deshalb Dr. Jansen um Hilfe gebeten, und ich glaube, daß wir sie gefunden haben. Es ist ein Medikament, von dem ich zwar sehr hohe Dosen einnehmen muß, das aber relativ wenig Nebenwirkungen hat und dennoch die Kopfschmerzen deutlich lindert. Ich weiß zwar, daß auch das nur ein Kompromiß ist, aber mit ihm kann ich besser leben.«

Das Besondere am Cluster-Kopfschmerz

Der Cluster-Kopfschmerz wird mitunter als »Migräne der Männer« bezeichnet. Der Grund dafür ist die Tatsache, daß er bei ihnen etwa achtmal häufiger auftritt als bei Frauen. Warum das so ist, ist ebenso wenig bekannt wie die Ursache dieser Form der primären Kopfschmerzen. Noch strikter als bei Migräne ist in diesem Fall der Schmerz auf eine Seite des Kopfes begrenzt, und zwar häufig in dem Bereich um das Auge herum. Anders als die Migräne ist der Cluster-Kopfschmerz ausgesprochen selten – nur 0,05 Prozent der Bevölkerung leiden darunter. So erfreulich das einerseits ist, so hat das doch eine Kehrseite: Weil die meisten Ärzte noch niemals einen derartigen Fall in ihrer Praxis erlebt haben, denken sie auch nicht daran, wenn ein Patient mit den eindeutigen Symptomen zu ihnen kommt; deshalb vergehen durchschnittlich sechs Jahre, bis die richtige Diagnose »Cluster-Kopfschmerz« gestellt wird.

Das englische Wort »Cluster« bedeutet soviel wie »Haufen« oder »Büschel«. Es bezeichnet sehr treffend eine Eigenheit: Ein »episodischer Cluster-Kopfschmerz« tritt gehäuft über vier Wochen bis drei Monate hinweg auf, bevorzugt im Frühjahr und im Herbst; danach gibt er für längere Zeit wieder Ruhe. Es besteht auch eine chronische Form, die während des ganzen Jahres heftige Beschwerden bereitet und längstens für 14 Tage aussetzt. Sie ist glücklicherweise noch seltener. Cluster-Kopfschmerzen haben darüber hinaus weitere Charakteristika.

Sie beginnen plötzlich und unvermittelt, oftmals pünktlich zur selben Stunde, gehäuft am frühen Morgen sowie ein bis zwei Stunden nach dem Einschlafen.

Sie dauern unbehandelt zwischen 15 Minuten und drei Stunden, können sowohl achtmal an einem Tag als auch alle zwei Tage einmal auftreten.

Sie sind auf eine Seite des Kopfes begrenzt und dort vor allem im Bereich des Auges und auch der Schläfe konzentriert.

Sie ziehen andere Bereiche des Kopfes in Mitleidenschaft. Die Augen sind gerötet und tränen, das Oberlid kann geschwollen sein und herabhängen, die Nase ist verstopft oder läuft, Schweiß steht auf der Stirn und im Gesicht. Außerdem können dieselben Symptome wie bei einer Migräne auftreten – Übelkeit bis zum Erbrechen, Überempfindlichkeit gegen Licht und Lärm.

Sie sind besonders schlimm und werden als unerträglich empfunden – »als ob eine glühende Nadel ins Auge gestoßen wird«, beschreiben ihn Betroffene. Viele von ihnen können während der Attacke einfach nicht stillsitzen, sondern schaukeln mit dem Oberkörper hin und her oder laufen ruhelos umher, um sich die Schmerzen wenigstens etwas erträglicher zu machen. Einige schlagen sich mit der Faust an den Kopf oder sogar den Kopf so lange gegen die Wand, bis er blutet.

Weil der Cluster-Kopfschmerz eine ausgesprochene Rarität ist, werde ich in diesem Buch nicht noch einmal darauf zurückkommen und deshalb den Betroffenen an dieser Stelle empfehlen:

Meiden Sie, soweit das möglich ist, die Faktoren, die eine Attacke auslösen können. Das sind vor allem körperliche Anstrengungen, Aufenthalt in großen Höhen, Flimmer- und Flackerlicht wie beim Fernsehen und im Kino sowie Alkohol, der binnen weniger Minuten zu den schlimmen Kopfschmerzen führen kann.

Atmen Sie reinen Sauerstoff ein, sobald Sie spüren, daß die nächste Attacke beginnt. Der Nutzen dessen ist verbürgt: Wird hundertprozentiger Sauerstoff über eine Gesichtsmaske eingeatmet, verschwinden die Schmerzen innerhalb von sieben bis zehn Minuten. Falls Sie noch nicht mit den entsprechenden Geräten ausgerüstet sind, sollten Sie mit Ihrem Arzt darüber sprechen und bei Ihrer Krankenkasse nachfragen, ob diese nicht zumindest einen Teil der Kosten dafür übernimmt.

4 Wenn der Körper den Kopf krank-
macht: Sekundäre Kopfschmerzen

Sie sind zwar viel seltener als Spannungskopfschmerz und Migräne, aber ihre Auswirkungen können genauso schlimm sein: die sekundären Kopfschmerzen. Sie sind Symptome von Erkrankungen oder Störungen im Körper, die den Kopf in Mitleidenschaft ziehen. Sie haben also eine erkennbare Ursache, nach der stets sorgfältig gesucht werden sollte. Ist sie entdeckt und wird sie bestmöglich behandelt, vergehen mit der zugrundeliegenden Erkrankung oder Störung auch die Kopfschmerzen als deren Folge. Daraus ergibt sich das hoffnungsvolle Fazit: Sekundäre Kopfschmerzen können geheilt werden.

Von ihnen gibt es weit über 100 verschiedene Formen; allein unter dem Oberbegriff »Kopfschmerz bei Gefäßstörungen« sind von dem internationalen Kopfschmerz-Klassifikations-Komitee 26 verschiedene Formen aufgeführt worden. In diesem Buch können natürlich nicht alle beschrieben werden. Ich möchte mich deshalb auf die sekundären Kopfschmerzen beschränken, die für die Patienten – und damit auch für die Ärzte – von größerer Bedeutung sind (wobei ich wiederum weitgehend die Bezeichnungen der Internationalen Kopfschmerzgesellschaft verwenden werde).

Kopfschmerz bei einer Infektion

Alle Infektionskrankheiten können zu hohem Fieber führen, das wiederum häufig mit Kopfschmerzen verbunden ist. Die Ursache dafür ist zumeist eine leichte Reizung der Hirnhaut – und sie tut weh. Diese Auswirkung ist zwar sehr unangenehm und belastend, aber nicht weiter gefährlich. Ist die Infektion überstanden, sind auch die Kopfschmerzen vergangen.

Das bekannteste Beispiel dafür sind Erkältung und Grippe. Weil Viren deren Erreger sind, helfen keine Medikamente dagegen. Die körpereigenen Abwehrkräfte des Immunsystems müssen mit ihnen selbst fertig werden. Das dauert etwa eine Woche, während der Betroffene das Seine zum Gesundwerden beitragen muß: solange im Bett bleiben, bis das Fieber überstanden ist, und täglich mindestens zwei Liter Kräutertee oder Mineralwasser trinken, damit der Flüssigkeitsverlust durch das Fieber ersetzt wird und der zähe Schleim in den Atemwegen besser abgehustet werden kann. Sind die Kopfschmerzen sehr stark, ist auch nichts dagegen einzuwenden, vorübergehend Schmerztabletten einzunehmen.

Kopfschmerz bei Gefäßstörungen

Krankhaft erhöhter Blutdruck (Hypertonie) als solcher macht keine Beschwerden. Liegt er jedoch deutlich über dem Grenzwert von 160:95, kann er von Kopfschmerz begleitet sein; dabei spielt es keine Rolle, ob der Blutdruck ständig zu hoch ist oder ob er plötzlich bei Aufregung oder Anstrengung so hoch ansteigt. In diesen Fällen ist der Kopfschmerz im Hinterkopf und im Nacken oder auch in der Stirn zu verspüren; er setzt bereits morgens ein und vergeht am Vormittag wieder. Andauernder Bluthochdruck muß vom Arzt behandelt werden, schon um schlimmere Folgen wie Herzinfarkt und Schlaganfall zu verhindern. Einige blutdrucksenkende Medikamente, beispielsweise die sogenannten Calcium-Antagonisten, können anfangs die Kopfschmerzen noch verstärken, später treten diese nicht mehr auf. Der Patient sollte die Therapie unterstützen, indem er Übergewicht abspeckt, weniger Salz aufnimmt und weniger Alkohol trinkt.

Zu niedriger Blutdruck (Hypotonie) ist seltener mit Kopfschmerz verbunden, zugleich kann Schwindel auftreten. Betroffene zweifeln zwar nicht an diesem Zusammenhang, unter Ärzten aber ist er umstritten.

Die Entzündung einer Schlagader in der Schläfe (früher Arteriitis temporalis, heute Riesenzell-Arteriitis genannt) tritt überwiegend bei Menschen im Alter über 50 auf. Sie ist ihnen deutlich anzusehen: Die erkrankte Arterie ist geschlängelt und geschwollen. Der damit verbundene Kopfschmerz bleibt zumeist auf die betroffene Seite begrenzt. Er wird als dumpf brennend und mäßig bis stark beschrieben; er beginnt allmählich und steigert sich, erreicht erst nach Stunden seine größte Stärke. Die Entzündung erfaßt darüber hinaus den ganzen Körper, führt zu Abgeschlagenheit und leichtem Fieber. Wer derart zu leiden hat, der sollte sobald wie möglich zum Arzt gehen, damit die Krankheit mit entzündungshemmendem Cortison gestoppt werden kann. Versäumt er das, droht ein Übergreifen auf die Arterie, von der die Augen versorgt werden — beginnende Sehstörungen sind ein letztes Warnzeichen dafür.

Vorübergehende, flüchtige Durchblutungsstörungen des Gehirns sind besonders ernst zu nehmen. Diese »transitorischen ischämischen Attacken« (abgekürzt: TIA) kündigen nämlich einen drohenden Schlaganfall an. Plötzlich einsetzende, sehr heftige Kopfschmerzen sind eines ihrer wichtigsten Symptome. Sie vergehen zwar nach einigen Minuten, spätestens nach wenigen Stunden wieder von selbst. Sie sollten aber Anlaß sein, unverzüglich einen Arzt zu konsultieren, der durch gezielte Behandlung einen Schlaganfall noch abwenden kann. Besonders groß ist das Risiko, falls diese Kopfschmerzen erstmals im Alter über 40 auftreten – worauf ich im folgenden Kapitel eigens eingehen werde.

Kopfschmerz durch bestimmte Bestandteile von Nahrungsmitteln

Als Auslöser von Attacken der Migräne haben sie ihre größte Bedeutung – und deshalb werden sie in diesem Zusammenhang im vierten Kapitel beschrieben; darin geht es um Möglichkeiten der Selbsthilfe, unter anderem durch Vermeiden dieser sogenannten Triggerfaktoren. Weniger bekannt ist, daß es andere Formen von Kopfschmerz gibt, die nach den auslösenden Bestandteilen von Lebensmitteln benannt sind, die als ihre Ursache erkannt wurden – um diese geht es hier.

Der »Natriumglutamat-Kopfschmerz« wird durch die gleichnamige Substanz ausgelöst, die vor allem chinesischen Gerichten als Geschmacksverstärker zugesetzt wird; aus diesem Grunde wurde er einst als »China-Restaurant-Syndrom« bezeichnet. Der Kopfschmerz beginnt etwa eine Stunde nach der Mahlzeit und ist in der Regel mit wenigstens zwei weiteren der folgenden Symptome verbunden: Druckgefühl in der Brust, Druck- und

Spannungsgefühl im Gesicht, brennende Mißempfindungen im Brustraum, Hals oder Schultern, Hitzegefühl im Gesicht, Schwindel.

Der »Nitrat- oder Nitrit-Kopfschmerz« hat seinen populären Namen »Hot-dog-Kopfschmerz« nach dem Nitrit als Bestandteil vom Pökelsalz, mit dem diese Würstchen sowie andere Fleisch- und Wurstwaren haltbar gemacht werden. Er beginnt ebenfalls etwa eine Stunde nach dem Essen und kann ähnlich schlimm sein wie Migräne.

Der »Eiskrem-Kopfschmerz« kommt bei besonders empfindlichen Menschen durch den Kältereiz der Schleckerei zustande. Sobald das Eis den Gaumen oder Rachen berührt, setzt ein Schmerz in der Mitte der Stirn ein. Glücklicherweise dauert er nur kurze Zeit, längstens fünf Minuten.

Diese Form der Kopfschmerzen haben zwei weitere Gemeinsamkeiten. Zum einen: Sie sind selten. Zum anderen: Sie sind am einfachsten und am erfolgreichsten zu behandeln. Wer weiß, daß er anfällig dafür ist und künftig auf chinesische Küche oder auf Hot dogs oder auf Eiskrem verzichtet, der bleibt ganz sicher verschont davon.

Kopfschmerz bei Erkrankungen der Halswirbelsäule

Diese Form wird auch »zervikogener Kopfschmerz« genannt, weil sie von Veränderungen in Hals und Nacken (lateinisch: zervix) ausgeht. Ist die Nackenmuskulatur verspannt und sind vor allem die oberen Segmente der Halswirbelsäule nicht mehr voll beweglich, strahlen von dort Schmerzen in eine Seite des Kopfes aus, bis in Stirn und Schläfe, Gesicht und Auge; sie können auch auf

Schulter und Arm derselben Seite übergreifen. Die Beschwerden ähneln denen beim Spannungskopfschmerz; bei Drehen, Neigen, Strecken des Kopfes und auch durch Husten, Niesen, Wasserlassen können sie noch schlimmer werden. Anfangs sind sie auf vorübergehende Anfälle beschränkt, die Stunden bis Tage dauern, im weiteren Verlauf kann ständig ein Kopfschmerz mittlerer Stärke bestehen.

Auch in diesen Fällen ist eine ursächliche Behandlung erforderlich, zu der Physiotherapie gehört. Durch sie müssen verkürzte Muskeln gedehnt und geschwächte gestärkt, falsche Körperhaltung und falsche Bewegungsmuster korrigiert werden, damit es nicht zu weiteren Veränderungen der Halswirbelsäule kommt bzw. deren Auswirkungen gemildert werden. Wer davon betroffen ist, der kann zumindest einer Verschlechterung vorbeugen, indem er einige einfache Verhaltensmaßregeln konsequent befolgt.

Nicht zu lange dieselbe Körperhaltung einnehmen, sondern sie zwischendurch immer wieder wechseln: Beim Sitzen mindestens jede Stunde einmal aufstehen, hin- und hergehen, dabei den Oberkörper strecken, den Rumpf drehen, die Arme schwingen; beim Stehen abwechselnd ein Bein höher stellen als das andere oder immer wieder einige Schritte auf der Stelle tun.

Richtig sitzen: am besten auf einem Stuhl, der sowohl eine hohe Rückenlehne mit Stützen für Lende und Becken als auch eine Armlehne zum Aufstützen der Unterarme hat, durch die der Schultergürtel entlastet wird.

Mehr bewegen: Schon Spazierengehen mit flottem Schritt tut der ganzen Wirbelsäule gut, besser noch wirken Gymnastik, Leichtathletik, Ballspiele und Schwimmen in warmem Wasser – ausgenommen Brustschwimmen, weil dabei durch den erhobenen Kopf und das durchgedrückte Kreuz die Wirbelsäule vermehrt belastet wird.

Richtig schlafen: auf einer festen, wenig nachgebenden Matratze, in der sich beim Liegen eine Absenkung für die Schulter, eine Abstützung der Lendengegend, eine leichte Absenkung für die Hüfte bildet, so daß die Wirbelsäule eine möglichst gerade Linie bildet. Ist die Halswirbelsäule bereits übermäßig abgenutzt, kann sie nachts durch einen weichen Kragen aus Schaumgummi abgestützt werden. Schlafen auf dem Bauch sollte ebenso vermieden werden wie Schlafen bei offenem Fenster, weil eine Abkühlung von Nacken und Schultern zu Verspannungen der Muskulatur führt – und aufs neue Kopfschmerzen macht.

Ein spezielles Problem ist das sogenannte Schleudertrauma. Es ist eine gefürchtete Folge von Verkehrsunfällen. Fährt ein Auto hinten auf, geschieht mit den Insassen des vorderen Wagens stets dasselbe: Der Kopf wird erst nach hinten, dann nach vorn geschleudert; das führt zunächst zu einer Streckung, nachfolgend zu einer Beugung der Halswirbelsäule. Je nach Stärke kommt es zu geringfügigen Verletzungen der Muskel, Bänder, Knochenhaut, zu Verstauchungen oder zu Wirbelbrüchen – und fast immer zu Kopfschmerzen, die sich sehr hartnäckig halten können. Die akute Behandlung besteht aus Tragen eines Stützkragens zum Ruhigstellen der Halswirbelsäule, eventuell auch Bettruhe, ergänzt durch trockene Wärme mit Rotlicht, Heißluft, Wärmeflasche oder feuchte Wärme mit Fango sowie durch schmerzstillende und muskelentspannende Medikamente. Zur Rehabilitation dient gezielte Krankengymnastik. Je mehr sich der Zustand der Halswirbelsäule bessert, desto erträglicher werden im allgemeinen auch die Kopfschmerzen. Selbst gegen das Schleudertrauma und seine Folgen ist Vorbeu-

gung in begrenztem Rahmen möglich. Wird die Kopf-
stütze des Sitzes so hoch eingestellt, daß ihre Oberkante
ebenso hoch reicht wie der Scheitel des Kopfes, kann sie
bei einem Auffahrunfall den Kopf am wirkungsvollsten
abfangen und dadurch schlimmeren Schaden vermeiden.

Kopfschmerz bei Erkrankungen der Augen

Typisch dafür ist ein leichter Kopfschmerz in der Stirn und
im Bereich der Augen, der am Morgen noch nicht zu
verspüren ist, sondern erst im Verlauf des Tages auftritt
und dann zunehmend stärker wird. Seine Ursache ist ein
Brechungsfehler der Augenlinsen, zumeist eine leichte
Weitsichtigkeit. Dadurch bedingt müssen die Augenmus-
keln zusätzliche Arbeit leisten, um für scharfes Sehen die
Linsen richtig einzustellen. Folgen dieser chronischen
Fehlbelastung sind nicht nur Kopfschmerzen, sondern
auch Augenbrennen und Konzentrationsstörungen. Leider wird diese Ursache nicht oft genug bedacht, obgleich
ihre Folgen ganz leicht zu beseitigen sind: Wird eine
Brille mit den richtigen Gläsern getragen, wird der Brechungsfehler der Augenlinsen korrigiert – und diese Kopfschmerzen treten nie wieder auf.
Weil schlecht angepaßte Brillen ebenso schädlich sein
können wie überhaupt keine, hier noch zwei spezielle
Tips. Erstens: Sie sollten bei den kostenlosen Vorsorgeun-
tersuchungen auf »Grünen Star« (Glaukom), einmal im
Jahr im Alter über 40, unbedingt auch das Sehvermögen
prüfen und, falls erforderlich, endlich eine Brille bzw.
neue Gläser dafür anpassen lassen. Zweitens: Sie sollten
zusätzlich darauf achten, daß sich die Bügel der Brille

nicht zu tief in die Schläfen pressen; drücken sie nämlich zu sehr auf die dort verlaufende Arteria temporalis, können sie die Durchblutung stören und darüber Kopfschmerz auslösen.

Plötzlich einsetzender, sehr heftiger Kopfschmerz, der von einem Auge ausgeht und auf die Stirn übergreift, ist das Alarmsignal für einen akuten Glaukom-Anfall. Der Innendruck im Auge ist dabei derart hoch, daß der Augapfel steinhart erscheint und der Betroffene das Gefühl hat, als ob das Auge bald platzen würde. Das ist ein Notfall, der unbedingt und unverzüglich von einem Augenarzt behandelt werden muß, um eine Erblindung zu verhindern. Ein ständig erhöhter Augeninnendruck ist ebenso gefährlich. Er tut zwar nicht weh, zerstört aber im Laufe der Jahre den Sehnerv; auf diese Weise wird das Glaukom zur häufigsten Ursache für Erblindung in Deutschland.

Selbst gesunde Augen können Kopfschmerzen machen, wenn sie überfordert werden. Das betrifft beispielsweise alle Menschen, die sehr angestrengt am Bildschirm arbeiten oder die zu lange vor dem Fernseher sitzen, sowie alle, die bei zu schwacher oder zu greller Beleuchtung tätig sind. Bei ihnen können die gleichen Beschwerden auftreten wie bei Menschen mit nicht korrigierten Brechfehlern, vor allem Augenbrennen und Kopfschmerzen. Dabei sind sie ganz einfach zu verhindern: Für ausreichende Beleuchtung am Arbeitsplatz sorgen; nicht zu lange am Bildschirm arbeiten oder vor dem Fernseher sitzen; zwischendurch immer wieder eine Pause machen, um den Augen durch einen Blick in die Ferne eine angemessene Entspannung zu gönnen.

Kopfschmerz bei Erkrankungen im Bereich von Hals, Nase, Ohren

Falls Kopfschmerz nach einer überstandenen Erkältung oder Grippe andauert, können Viren oder Bakterien in einen der Hohlräume neben, hinter oder über der Nase gelangt sein und dort die Schleimhaut entzündet haben. Solch eine akute Entzündung der Nasennebenhöhlen (Sinusitis) ist der häufigste Anlaß dafür, daß Patienten beim HNO-Arzt über Kopfschmerz klagen. In erster Linie ist die Kieferhöhle betroffen, gefolgt von Siebbein, Stirnhöhle, Keilbeinhöhle; nicht selten sind mehrere Nasenhöhlen gleichzeitig entzündet. Ein typisches Symptom ist auch Schnupfen aus nur einer Seite der Nase, der zumeist durch Eiter gelblich verfärbt ist. Aus dem Sitz der Beschwerden kann auf deren Ursache geschlossen werden:

Bei einer Entzündung der Kieferhöhle wird der Kopfschmerz direkt darüber in der Wange unterhalb eines Auges empfunden; er kann nach oben in die Stirn und nach unten in die Zähne des Oberkiefers ausstrahlen.

Bei einer Entzündung der Siebbeinzellen tut vor allem der Bereich zwischen und hinter den Augen weh; die Schmerzen können auch bis in die Schläfe reichen.

Bei einer Entzündung der Stirnhöhlen ist der Schmerz zwar direkt darüber, also in der Stirn, am stärksten, er kann aber auch hinter dem Auge und oben im Scheitel wahrgenommen werden.

Bei einer Entzündung der Keilbeinhöhle reicht der Schmerz bis in den Hinterkopf und in den Scheitel, kann in der Stirn und hinter einem Auge sitzen.

Unabhängig von ihrem Ursprung haben diese Kopfschmerzen eines gemeinsam: Beim Bücken, Heben, Husten werden sie stärker, weil dann mehr Blut in die entzündete Schleimhaut strömt. Bei einer chronischen Sinusitis können sie gänzlich fehlen; bei ihr ist ohnehin ein Zusammenhang mit Kopfschmerz »nicht genügend belegt«, wie die Experten der Internationalen Kopfschmerzgesellschaft feststellten.

Eine Behandlung der Ursache ist auch in diesem Fall die beste Therapie gegen die Folgeerscheinung. Ist eine akute Nasennebenhöhlenentzündung überstanden, vergehen die von ihr ausgehenden Kopfschmerzen. Der HNO-Arzt wird spezielle Arzneimittel verschreiben, damit die entzündete Schleimhaut abschwillt und die Verbindung zwischen Nasennebenhöhlen und Nasenhöhlen wieder geöffnet wird bzw. offen bleibt. Sie gibt es in Form von Tropfen, Salbe, Spray, und sie sollten von den Patienten vorschriftsgemäß angewendet werden. Dauert die Entzündung längere Zeit an und ist sie durch Bakterien verursacht, kann der Arzt gezielt Antibiotika dagegen einsetzen.

Und noch etwas ist wichtig, obgleich es banal erscheinen mag: Die Nase richtig putzen! Immer nur einen Nasenflügel zudrücken und durch den anderen kräftig die Luft ausblasen. Wer beim Schneuzen beide Nasenlöcher zuhält, der riskiert, daß der Schleim nicht nach außen, sondern nach oben gelangt und deshalb die Entzündung der Nasennebenhöhlen länger andauert oder überhaupt erst entsteht.

Wenig bekannt ist, daß auch eine gestörte Atmung durch die Nase die Ursache von Kopfschmerz sein kann. Die Nase ist nämlich nicht nur ein Teil der oberen Atemwege und Sitz des Sinnesorgans für den Geruch, sondern auch ein wichtiges Reflexorgan für die Steuerung von Atmung und Blutkreislauf. Bei einer schiefstehenden Nasenscheidewand (Septumdeviation) beispielsweise kann die Atemluft dort sitzende Reizempfänger von Nerven derart irritieren, daß über sie die Durchblutung des Schädels gestört und dadurch bedingt Kopfschmerz ausgelöst wird. In diesen Fällen ist eine Operation, mit der die Nasenscheidewand geradegerückt wird, die beste Therapie.

Kopfschmerz bei Erkrankungen der Zähne

Falls für Kopfschmerz hinter dem Ohr oder an der Schläfe oder im Mittelgesicht keine Ursache eindeutig auszumachen ist, kann möglicherweise der Zahnarzt helfen. Insbesondere Störungen im Zusammenbiß der Zähne von Ober- und Unterkiefer (Okklusionsstörungen) können zur Ursache von Kopfschmerzen werden. Sie selbst sind entweder auf angeborene Fehlstellungen von Zähnen oder auf spätere Zahnverluste, auf schlecht ausgeführte Füllungen und Kronen zurückzuführen. Selbst psychische Störungen können sich derart auf den Körper auswirken, und zwar so: Seelische Belastungen, ungelöste Probleme, übermäßiger Streß führen zu Verspannungen der Kaumuskulatur und der Muskulatur des Mundbodens; mögliche Folgen dessen sind nächtliches Zähneknirschen und Veränderungen im Kiefergelenk – und diese können zu Schmerzen führen, die in den Kopf, ins Gesicht, in den Nacken ausstrahlen. Bei der Behandlung kommt es darauf an, die Ursachen zu beseitigen – überstehende Füllungen, zu hoch angelegte Kronen, falsch sitzende Brücken und Prothesen, Lücken im Gebiß durch den Zahnarzt, Fehlstellungen von Zähnen durch den Kieferorthopäden, psychische Störungen eventuell durch einen Psychotherapeuten.

In gleicher Weise gefährlich ist ein Abszeß im Bereich der Zahnwurzel, der auf die sie umgebende Wurzelhaut und auf den Knochen übergreift. Auch diese chronische Entzündung kann Kopfschmerzen bereiten. Sie entsteht häufig an »toten (devitalen) Zähnen« und bei unteren Weisheitszähnen, die nicht richtig durchgebrochen sind. In diesen Fällen hilft nur eines: Der kranke Zahn muß gezogen werden, damit die Kopfschmerzen endlich aufhören.

Kopfschmerz durch Einwirkung von Substanzen oder deren Entzug

Wer zuviel Alkohol getrunken oder zuviel Zigaretten geraucht hat, der kann aus eigener, schmerzlicher Erfahrung diesen Zusammenhang bestätigen. Auf den Mißbrauch von Genußmitteln werde ich im folgenden Kapitel ausführlicher eingehen; an dieser Stelle möchte ich erklären, warum und wie bestimmte Arzneistoffe diese unerwünschte Nebenwirkung haben können.

Zu ihnen gehören so weitverbreitete Medikamente wie: Nitroglyzerin, das bei Anfällen von Angina pectoris die Blutversorgung des Herzmuskels verbessert und dadurch die Schmerzen stillt, die durch den Mangel an Sauerstoff bedingt sind; Calcium-Antagonisten, die ebenfalls gefäßerweiternd wirken und sowohl zur Behandlung von Angina pectoris als auch zur Senkung von erhöhtem Blutdruck angewendet werden; Diuretika, die zu einer vermehrten Ausscheidung von Flüssigkeit führen und deshalb bei der Behandlung von Herzinsuffizienz und Bluthochdruck genutzt werden; Theophyllin gegen Asthma; Antihistaminika gegen Allergien; einige Antibiotika, Antirheumatika, Schlaf- und Beruhigungsmittel gehören ebenso dazu wie Anti-Baby-Pillen (auch darüber ist im folgenden Kapitel mehr zu erfahren). Sie alle können Kopfschmerzen verursachen, weil sie nicht nur dort wirken, wo das nötig und erwünscht ist, sondern weil sie auch die Durchblutung des Kopfes stören. Häufig vergeht diese unerwünschte Nebenwirkung, wenn sich der Organismus an den Arzneistoff gewöhnt hat, etwa beim Nitroglyzerin zur Behandlung der Angina pectoris nach wenigen Wochen. Dauern jedoch die arzneimittelbedingten Kopfschmerzen an, sollte unbedingt der Arzt konsultiert werden.

Es klingt paradox, ist aber wahr: Selbst Arzneimittel gegen Kopfschmerzen können zur Ursache von Kopfschmerz werden. Um unbegründete Furcht und falsche Folgerungen von vornherein zu verhindern, möchte ich eines klarstellen: Bei bestimmungsgemäßem Gebrauch der Medikamente ist diese Komplikation nicht zu befürchten. Zum sogenannten schmerzmittelbedingten Kopfschmerz kommt es nur bei Mißbrauch, wenn diese Arzneimittel in hoher Dosierung über lange Zeit eingenommen worden sind. »Tritt nach Einnahme täglicher Dosen einer bestimmten Substanz über mindestens drei Monate hinweg auf«, bestätigt die Internationale Kopfschmerzgesellschaft. Als bestimmte Substanzen nennt sie Aspirin, Kombinationspräparate mit Barbituraten und anderen nichtnarkotischen Verbindungen und außerdem Ergotamin; dieser aus dem Mutterkorn gewonnene Arzneistoff ist zudem wegen weiterer Nebenwirkungen (vor allem wegen Durchblutungsstörungen in den Gliedmaßen) derart suspekt, daß ich ihn so gut wie nicht mehr verordne. Als Dosis werden von den Experten mindestens 50 Gramm Aspirin oder 100 Tabletten eines Kombinationspräparates mit Barbituraten oder anderen nicht-narkotischen Verbindungen im Monat sowie täglich mindestens zwei Milligramm Ergotamin in Form von Tabletten oder mindestens ein Milligramm aus einem Zäpfchen angegeben.

Die schmerzmittelbedingten Kopfschmerzen werden zumeist als dumpf und drückend im ganzen Kopf empfunden, sie können mehrmals in der Woche auftreten oder ständig vorhanden sein. Im weiteren Verlauf können Befindlichkeitsstörungen wie Übelkeit und Schwindel hinzukommen.

Die beste Therapie ist der Entzug, der sowohl stationär als auch ambulant möglich ist. Besser noch ist zweifelsohne Vorbeugung durch verantwortungsbewußten Umgang mit Arzneimitteln, damit es erst gar nicht zu dieser unerwünschten Wirkung kommt (dabei helfen können die zehn Ratschläge über die richtige Anwendung der Medikamente, die im fünften Kapitel genannt sind). Dazu tragen zwar Arzt und Apotheker ihren Teil bei, indem sie Patienten bzw. Kunden entsprechend beraten. Ob ihr Bemühen aber den erhofften Effekt hat, liegt einzig und allein an den Betroffenen selbst. Sie müssen diese Arzneimittel genau nach Vorschrift anwenden. Vor allem sollten sie einen Arzt aufsuchen, wenn ihre Kopfschmerzen andauern oder stärker werden.

Kopfschmerz durch körperliche Anstrengung und bei sexueller Aktivität

Menschen, die ungewohnt starke oder besonders schwere körperliche Arbeit verrichten, können nach dieser Anstrengung unter Kopfschmerz zu leiden haben. Bei Sportlern ist ein »Gewichtheber-Kopfschmerz« bekannt. Er ist pochend und tritt in beiden Hälften des Schädels auf, er kann bereits nach fünf Minuten wieder vergangen sein, jedoch bis zu 24 Stunden andauern. Beruhigend dabei: Dieser Kopfschmerz durch körperliche Anstrengung ist gutartig, es steckt keine schwere Erkrankung dahinter, und es sind auch keine bleibenden Folgen zu befürchten. Eine Behandlung über die akute Therapie hinaus ist nicht bekannt. Zur Vorbeugung genügt es, die auslösenden Tätigkeiten zu meiden; ist das nicht möglich, kann in manchen Fällen der Kopfschmerz durch vorherige Einnahme von Medikamenten, die gegen Migräne wirksam sind, verhindert werden.

Kopfschmerz bei sexueller Aktivität ist sicher sehr viel häufiger als bekannt wird, weil längst nicht alle Betroffenen deswegen zum Arzt gehen. Den vorliegenden Erkenntnissen zufolge ist er bei Männern etwa dreimal häufiger als bei Frauen und verläuft so: Zu Beginn des Liebesspiels setzt ein dumpfer Druck im ganzen Kopf ein, der mit zunehmender sexueller Erregung immer stärker wird und beim Orgasmus seine größte Intensität erreicht. Über seine Dauer gibt es unterschiedliche Angaben, die von fünf Minuten bis zu zwei Tagen reichen.

Trotz sorgfältiger Untersuchungen sind die Ursachen nicht bekannt. Diskutiert werden sowohl sehr starke Muskelverspannungen als auch ein sehr hoher Anstieg des Blutdrucks; gesichert ist, daß bei sexueller Aktivität zeitweilig der systolische Druck bis um 100 mm Hg und der diastolische (das ist der zweite, niedrigere Wert) um 50 mm Hg erhöht sein kann; »mm Hg« ist die Abkürzung von »Millimeter Quecksilbersäule« als Maßstab für den Blutdruck. Körperliche Erkrankungen können in der Regel als Ursache ausgeschlossen werden. Ausnahmen davon sind schätzungsweise fünf Prozent der Betroffenen. Bei ihnen ist während der sexuellen Aktivität ein Blutgefäß im Kopf geplatzt (Subarachnoidalblutung). Länger als zwölf Stunden anhaltender Kopfschmerz, der von Erbrechen, Bewußtseinsstörungen, Nackensteifigkeit begleitet sein kann, ist die Folge. Treten diese Symptome auf, ist sofort ein Arzt zu rufen.

Wem einmal die Liebe durch den Kopfschmerz vergällt worden ist, der muß nicht befürchten, daß sich das nun ständig wiederholen wird. Kopfschmerz bei sexueller Aktivität tritt zumeist in großen Abständen auf, kann für Monate und Jahre ausbleiben. Selbst Vorbeugung ist möglich: Nach Streß, bei Ermüdung und Erschöpfung auf Sex verzichten, weil es unter diesen Umständen leichter zu diesem Kopfschmerz kommen kann.

Bei regelmäßigem Auftreten helfen vom Arzt verordnete Betarezeptorenblocker (z. B. Propranolol), die erfahrungsgemäß diese Komplikation der sexuellen Aktivität verhindern können – wenngleich noch nicht genau bekannt ist, auf welche Weise das geschieht.

Soviel über die wichtigsten sekundären Kopfschmerzen. Sie haben einen weiteren gemeinsamen Nenner: Sie werden noch immer zu selten als Ursache von Kopfschmerz erkannt und behandelt, weil die Zusammenhänge zu wenig bekannt sind und deshalb nicht gebührend bedacht werden. Bei einigen Formen allerdings ist die zugrundeliegende Ursache derart offensichtlich, daß die erforderlichen Konsequenzen für Diagnose und Therapie ohne weiteres gezogen werden können. Auf drei von ihnen möchte ich im folgenden kurz eingehen.

Kopfschmerz nach einem Schädeltrauma

Ein Sturz oder Schlag oder Verkehrsunfall sowie jede sonstige Anwendung von Gewalt gegen den Kopf kann zu einer Gehirnerschütterung oder zu einer Gehirnprellung führen. Bei einer Gehirnerschütterung (Commotio cerebri) ist die Funktion der Nervenzellen vorübergehend gestört, bleibende Schäden sind nicht zu befürchten; bei einer Gehirnprellung (Contusio cerebri) sind Blutgefäße verletzt und Blut ist ausgetreten, so daß durch den Druck der Blutung das Gehirn geschädigt werden kann. In beiden Fällen kann es zu einer Bewußtlosigkeit, die eine Gedächtnislücke (Amnesie) hinterläßt, sowie zu Kopfschmerzen kommen. Dementsprechend werden diese von der Internationalen Kopfschmerzgesellschaft definiert.

Bei einem »belangvollen Schädeltrauma« wie der Gehirnprellung kommt es zu Bewußtlosigkeit mit einer Amnesie, die mehr als zehn Minuten umfaßt, und innerhalb der folgenden 14 Tage zu Kopfschmerzen; bei der akuten Form vergehen diese binnen acht Wochen wieder, bei der chronischen Form sind sie nach dieser Zeit noch vorhanden. Bei einem »geringfügigen Schädeltrauma ohne belangvolle Befunde« wie bei einer leichten Gehirnerschütterung kommt es zwar nicht zu einer Bewußtlosigkeit samt Amnesie, aber die folgenden Kopfschmerzen können mit einer akuten bzw. chronischen Form denselben Verlauf nehmen.

Die Behandlung richtet sich sowohl nach dem Ausmaß der Verletzung als auch nach der Art der Kopfschmerzen. Bei einer Gehirnerschütterung, zum Beispiel, ist körperliche Schonung nicht erforderlich und nicht einmal erwünscht, weil sonst häufig nach mehr als drei Tagen

Bettruhe vermehrt Kopfschmerzen auftreten; kommt es dazu, werden diese ebenso behandelt wie der Spannungskopfschmerz, weil sie ihm sehr ähnlich sind.

Kopfschmerz bei Stoffwechselstörungen

Er tritt vor allem bei Patienten mit Zuckerkrankheit auf, weil diese nun einmal besonders häufig ist; insgesamt sind mehr als vier Millionen Deutsche an »Diabetes mellitus« erkrankt. Ausgelöst wird dieser Kopfschmerz durch zuwenig Essen oder zuviel Muskelarbeit oder durch Fehler bei der Behandlung, wenn etwa zuviel Insulin gespritzt wird oder die blutzuckersenkenden Tabletten überdosiert sind. Die Folge ist stets dieselbe: Der Blutzuckerspiegel wird sehr gesenkt, und es kommt zu einer Unterzuckerung (Hypoglykämie). Der Körper reagiert besonders empfindlich darauf mit Nervosität, innerer Unruhe mit Händezittern und Herzklopfen sowie mit Kopfschmerzen.

Die meisten Diabetiker kennen diese Komplikation und sind darauf vorbereitet. Sobald sie die ersten Anzeichen einer Unterzuckerung verspüren, essen sie etwas Süßes, bevorzugt Traubenzucker, und hinterher noch Brot, Obst, Schokolade. Damit erreichen sie, daß der Blutzuckerspiegel wieder ansteigt – und zugleich die Kopfschmerzen vergehen.

Eine Form des Kopfschmerzes bei Stoffwechselstörungen ist auch der Kopfschmerz, der während einer Dialyse auftritt. Er beginnt, nachdem ein chronisch nierenkranker Patient an eine »künstliche Niere« angeschlossen worden ist und klingt in den 24 Stunden nach der »Blutwäsche« wieder ab.

Kopf- und Gesichtsneuralgien

Neuralgien sind Schmerzen auf einer Seite des Gesichtes im Ausbreitungsgebiet eines Nervs. Sie dauern zwar jeweils nur kurze Zeit an, sind aber extrem stark und kommen immer wieder – bis zu hundertmal an einem Tag. Vor allem Frauen im mittleren und höheren Lebensalter haben darunter zu leiden.

Am häufigsten ist die Trigeminus-Neuralgie. Sie geht vom Trigeminus-Nerv aus, der im Hirnstamm entspringt, sich durch den Schädel und in mehreren Ästen bis ins Gesicht zieht. Leichte Berührung bestimmter Zonen im Gesicht, etwa beim Waschen oder Zähneputzen, mitunter auch nur Kauen, Schlucken, Sprechen oder ein Luftzug genügen, um die Schmerzen auszulösen. Wie ein Stromstoß, wie glühende Nadeln, wie ein scharfes Messer schießen sie in die Haut, äußern sich als unerträglich starkes Stechen oder Brennen und vergehen ebenso plötzlich, wie sie gekommen sind. Die Attacken wiederholen sich in unregelmäßigen Abständen über Wochen hinweg; es folgen Monate, die frei von Beschwerden sind.

Gegen die Schmerzen einer Trigeminus-Neuralgie gibt es Medikamente aus der Reihe der Antiepileptika, die zwar gut wirksam sind, aber unerwünschte Wirkungen wie Müdigkeit, eingeschränktes Reaktionsvermögen, Sehstörungen haben. Unter bestimmten Voraussetzungen ist diese Krankheit sogar heilbar: Drückt ein Blutgefäß auf die Wurzel des Trigeminus-Nervs, kann es mit einer Operation entfernt werden – und damit ist die Ursache der besonders schlimmen Schmerzen beseitigt.

III Menschen, für die Kopf-schmerzen ein besonderes Problem sind

Jeder Mensch kann an Kopfschmerzen erkranken. Viele jedoch tragen ein spezifisches Risiko bzw. leiden unter einer besonderen Form. Zu ihnen gehören:
Frauen, deren Kopfschmerzen durch Hormone ausgelöst werden. In den meisten Fällen sind, sehr wahrscheinlich, natürliche Veränderungen im Hormonhaushalt während des Menstruationszyklus die Auslöser für eine Attacke der Migräne. Die Sexualhormone, die regelmäßig mit der Anti-Baby-Pille eingenommen werden, können gegensätzliche Wirkungen haben: Es gibt sowohl Fälle, in denen sie Kopfschmerzen verursachen bzw. diese verschlimmern, als auch solche, in denen das Leiden durch die hormonale Kontrazeption gebessert wird.
Kinder, denen es nicht besser ergeht als Erwachsenen: Spannungskopfschmerz und Migräne werden auch bei ihnen zunehmend häufiger. Schuld daran sind in vielen Fällen allzu große Belastungen – sowohl psychische, vor allem durch den Schulstreß, als auch körperliche, unter anderem durch schlecht gestaltete Schulmöbel.
Menschen, denen Alkohol und Arbeit buchstäblich Kopfschmerzen machen. Am Arbeitsplatz kann nicht nur übermäßiger Streß die Ursache dafür sein, sondern auch ein

schlechtes Betriebsklima oder ein Schadstoff in der Atemluft.

Ältere Menschen, bei denen Kopfschmerzen zum erstenmal auftreten oder bei denen bereits bestehende Kopfschmerzen plötzlich schlimmer werden. Das können Alarmsignale für lebensgefährliche Erkrankungen sein, wie Schlaganfall oder Hirntumor.

Menschen, bei denen Migräne und Spannungskopfschmerz kombiniert auftreten. Zwischen den Attacken der einseitigen Kopfschmerzen mit Übelkeit und Erbrechen können sie unter dumpf-drückenden Schmerzen im ganzen Kopf zu leiden haben.

Um alle diese Fälle geht es hier, und zwar jeweils um die Frage, wie die Kopfschmerzen entstehen, wie sie behandelt werden und wie ihnen vorgebeugt werden kann.

1 Wenn Menstruation oder Anti-Baby-Pille schuld sind an Migräne

Viele Frauen fürchten sich vor dem, was ihnen etwa alle vier Wochen widerfährt: Zwischen dem zweiten Tag vor Beginn und dem letzten Tag der Monatsblutung leiden sie unter einer »menstruellen Migräne«. Sie müssen dann dieselben Beschwerden wie bei einer Migräne ohne Aura ertragen, nämlich einseitigen, pulsierenden Kopfschmerz von mäßiger bis starker Intensität, begleitet von Übelkeit bis zum Erbrechen und einer Überempfindlichkeit gegen Licht und Lärm. Hinzukommen können gynäkologische Symptome eines sogenannten Prämenstruellen Syndroms wie Anschwellen der Brüste und psychische Auswirkungen wie Änderung der Stimmung, die sehr gereizt bis stark gedrückt sein kann.

Diese Erscheinungsform ist recht häufig. Etwa 15 Prozent aller Frauen, die unter Migräne zu leiden haben, erleben diese Attacken ausschließlich während der »Tage vor den Tagen« – zu keiner anderen Zeit. Bei 60 Prozent der Migräne-Patientinnen sind die Attacken im Zeitraum um die Menstruation deutlich häufiger, und bei nahezu jeder dritten von ihnen ist jede Monatsblutung mit diesem Kopfschmerz verbunden.

Die Ursache der menstruellen Migräne ist nicht eindeutig geklärt, die Häufung zu diesem Termin läßt jedoch einen

Zusammenhang mit den zyklischen Schwankungen im Hormonhaushalt vermuten. Diese Annahme wird durch weitere hormonelle Veränderungen im Leben der Frau verstärkt.

Bei Kindern tritt die Migräne gleich häufig bei jeweils vier Prozent der Mädchen und Jungen auf. Dieses Verhältnis ändert sich nach der Pubertät, wenn von den Eierstöcken bzw. Hoden die Sexualhormone gebildet werden. Von nun an erkranken immer mehr Frauen, bis durchschnittlich etwa jede siebte eine Migräne hat; der Anteil der Männer dagegen bleibt gleich niedrig.

Frauen können zwar in jedem Alter erkranken, besonders häufig aber beginnt Migräne nach dem 30. Lebensjahr oder nach der ersten Schwangerschaft. Im Alter zwischen 30 und 40 erreicht sie ihren Gipfelpunkt, dann sind 18 Prozent der Frauen davon betroffen – nahezu jede fünfte!

Während einer Schwangerschaft bessert sich bei 80 Prozent der Migräne-Patientinnen das Befinden deutlich. Die meisten haben in den neun Monaten seltener Kopfschmerz als zuvor, jede sechste überhaupt keinen mehr; sehr wahrscheinlich deshalb, weil der Hormonspiegel derweilen relativ ausgeglichen ist. Diese Besserung ist nur vorübergehend. Nach der Entbindung treten dieselben Beschwerden auf – entweder aufs neue oder zum ersten Mal.

In den Wechseljahren, wenn die Eierstöcke ihre Tätigkeit einschränken und die Produktion der Sexualhormone nachläßt, tritt bei vielen Frauen die Migräne schwächer und seltener auf. Das könnte auf den nun gleichmäßig niedrigeren Östrogenspiegel zurückzuführen sein. Allerdings gibt es auch Fälle, in denen die Migräne während der Wechseljahre noch häufiger wird.

Wie dem auch sei: Alle diese Indizien weisen darauf hin, daß weibliche Sexualhormone ursächlich am Entstehen der Migräne und am Auslösen ihrer Attacken beteiligt sind. Zum besseren Verständnis dessen ein verkürzter und vereinfachter Abriß, was während eines Menstruationszyklus im Körper der Frau geschieht.

Ein neuer Zyklus setzt bereits am ersten Tag der Menstruation ein. Dann nämlich beginnt im Eierstock eine der 400.000 stecknadelkopfkleinen Eizellen zu wachsen. Sie ist von einem dünnen Häutchen, dem Follikel, umgeben, das nun selbst Hormone bildet. Es sind die Follikelhormone Östradiol, Östron, Östriol, die als Östrogene bekannt sind. Diese Phase dauert etwa 14 Tage. Währenddessen wird die Eizelle so groß wie eine Kirsche und produziert nun ein Höchstmaß an Östrogenen. In der Mitte des Zyklus kommt es zum Eisprung: Das Eibläschen platzt und schwemmt mit seiner Flüssigkeit die Eizelle in den Eileiter, in dem sie nun vom Samen des Mannes befruchtet werden kann. Das Eibläschen selbst wird zu einer Drüse umfunktioniert, zum Gelbkörper; er heißt so, weil eingelagerte Fetttröpfchen ihn gelblich färben. Seine Hormone sind die sogenannten Gestagene wie das Progesteron, die den Körper der Frau weiter auf eine mögliche Schwangerschaft vorbereiten. Kommt es nicht dazu, bildet der Gelbkörper sich zurück und vernarbt. Von nun an sinkt der Hormonspiegel deutlich. Das bleibt nicht ohne Folgen. Weil Gestagen fehlt, fällt die Gebärmutterschleimhaut zusammen und wird mit der Monatsblutung ausgestoßen. Und weil die Konzentration der Östrogene rapide geringer wird, kommt es, unter anderem, zu einer menstruellen Migräne; insbesondere der plötzliche, zu schnelle Abfall des Östradiols führt zum Einsetzen der Kopfschmerzen.

So jedenfalls erklärt es die gängige Theorie. Ihr zufolge müßte diese Form des Kopfschmerzes ganz einfach und sicher zu vermeiden sein: Würden dem Organismus von außen die Östrogene zugeführt, an denen es ihm in den Tagen vor und auch während der Menstruation mangelt, dürfte eigentlich diese Form der Migräne nicht mehr auftreten. So einfach geht das in der Praxis leider nicht. Es sind viele derartige Versuche durchgeführt worden, sie sind jedoch mehr oder weniger enttäuschend verlaufen. Es gibt noch keine hundertprozentig wirksame Methode zur Vorbeugung gegen menstruelle Migräne. Aber bis zu 50 Prozent der Frauen konnten zumindest ihre Beschwerden lindern, indem sie vom fünften Tag vor bis zum fünften Tag nach der Menstruation zweimal täglich jeweils ein Milligramm von dem Hormon Östriol einnahmen, hat eine Studie in Deutschland ergeben.

Relativ gute Erfolge haben auch zwei andere Anwendungsweisen. Zum einen Östrogen-Pflaster, aus denen das Hormon gleichmäßig durch die Haut hindurch ins Blut gelangt; es werden jeweils zwei von ihnen aufgeklebt – das eine vom dritten Tag vor bis zum ersten Tag der Monatsblutung, das zweite bis zum vierten Tag. Zum anderen ein Östrogen-Gel, das zweimal täglich auf die Bauchhaut aufgetragen wird – vom zweiten Tag vor der zu erwartenden Menstruation an über insgesamt sieben Tage hinweg. Vor allem französische Mediziner haben damit gute Erfahrungen gemacht.

Es gibt noch eine weitere Möglichkeit, die auf ganz andere Weise helfen kann: »Nichtsteroidale Antiphlogistika«, die eigentlich gegen Entzündungen bei Rheuma entwickelt worden sind. Daß sie auch gegen menstruelle Migräne nützlich sind, ist ihrem grundlegenden Wirkprinzip zu verdanken. Es richtet sich gegen die sogenannten Prostaglandine (das sind körpereigene, vielfältig wirksame Substanzen), deren Balance während der Menstruation gestört sein kann. Zwar sind erst wenige Einzelheiten darüber bekannt, aber folgendes Rezept hat bereits so mancher Frau den schlimmen Kopfschmerz ersparen oder zumindest spürbar erleichtern können: Zweimal täglich jeweils 500 Milligramm von dem Arzneistoff Naproxen einnehmen, am dritten Tag vor der erwarteten Menstruation damit beginnen und acht Tage lang fortfahren.

Eine besondere Bedeutung hat der Zusammenhang zwischen Anti-Baby-Pille und Migräne; immerhin schützt sich mit der hormonalen Kontrazeption jede zweite Frau im gebärfähigen Alter ebenso einfach wie sicher vor einer ungewollten Schwangerschaft. Wie sich das auswirkt, ist nicht vorherzusagen.

Bei etwa jeder zehnten Frau, die sie praktiziert, kommt es dann zum erstenmal überhaupt zu dem Kopfschmerz. Bei 20 bis 50 Prozent der Migräne-Patientinnen verschlimmern sich die Attacken, dagegen erleben zehn bis 40 Prozent von ihnen eine Besserung; dieser erfreuliche Effekt ist sehr wahrscheinlich darauf zurückzuführen, daß durch die gleichmäßige Zufuhr von Hormonen mit der Pille zuvor bestehende Schwankungen im Hormonspiegel ausgeglichen werden. Bei den anderen Frauen tritt die Migräne nicht während der Wochen ein, in denen sie die Anti-Baby-Pille einnehmen, sondern in den sieben Tagen, an denen sie damit aussetzen.

Was ist in diesen Fällen zu tun? Die Frauen, die infolgedessen erstmalig unter Migräne zu leiden haben, sollten die Pille absetzen, weil sie damit rechnen müssen, daß die Beschwerden nicht nur immer wieder auftreten, sondern auch noch schlimmer werden können. Die Frauen, bei denen die Attacken stärker geworden sind, könnten sich andere Präparate verschreiben lassen. Entweder ein Kombinationspräparat, das möglichst wenig Östrogen-Hormon enthält, so daß die damit verbundenen unerwünschten Wirkungen entsprechend geringer sind. Oder die »Minipille«, die lediglich mit einem Gestagen-Hormon wirkt und deshalb insbesondere nicht jene Nebenwirkungen hat, die auf Östrogen zurückzuführen sind – Migräne beispielsweise.

Ein gleichartiges Präparat hat sich in Einzelfällen als ein gut wirksames Mittel sowohl zur Empfängnisverhütung als auch zur Migräne-Prophylaxe erwiesen: die »Drei-Monats-Spritze«. Ihr Wirkstoff ist ebenfalls ein Gestagen-Hormon, das alle zwölf Wochen injiziert wird. Seine positiven Nebenwirkungen wurden bei Studien in der gynäkologischen Praxis registriert: Vier bis sechs Wochen nach der Spritze wurde bei der überwiegenden Zahl der Frauen der Kopfschmerz zunehmend schwächer und seltener, bei jeder zweiten Patientin trat er unter dieser Therapie überhaupt nicht mehr auf. Zwar kam es auch zu unerwünschten Wirkungen, aber dieses Risiko nahmen die meisten Frauen in Kauf, um endlich von dem größeren Übel der menstruellen Migräne befreit zu werden.

2 Warum Schule oder Schokolade zu Kopfschmerzen führen können

In dieser Beziehung ergeht es Kindern leider nicht besser als Erwachsenen: Es leiden erschreckend viele unter Kopfschmerzen – und es werden immer mehr. Während im Jahre 1960 etwa 45 Prozent aller Schulabgänger Kopfschmerzen aus eigenem Erleben kannten, sind es heute an die 90 Prozent. Selbst die Kleinen bleiben nicht verschont: Im Alter von sieben Jahren hat bereits mehr als jedes dritte Kind unter Kopfschmerzen zu leiden gehabt. Was sie quält, das sind – ebenso wie bei den Erwachsenen – vor allem Spannungskopfschmerz und Migräne. Während in der Mehrzahl der Fälle einfache Maßnahmen für baldige Besserung sorgen, ist bei etwa jedem fünften Kind der Leidensdruck so groß, daß Leben, Lernen, Spielen nachhaltig beeinträchtigt sind und Medikamente zur Behandlung oder sogar zur Vorbeugung unverzichtbar werden. Soweit die nüchternen Zahlen der Statistik, hinter denen sich viel Leid der Kinder und auch großer Kummer ihrer Eltern verbirgt.

Auslöser für die Kopfschmerzen der Kinder sind vor allem übergroße psychische Belastungen ganz unterschiedlicher Herkunft. Dazu gehört der Schulstreß, mit dem das Leiden bereits in der ersten Klasse beginnen kann. Er kann durch Schwierigkeiten mit dem Lernstoff oder durch Auseinandersetzungen mit anderen Schülern bedingt sein. Hinzu kommen allzuoft Belastungen und Überforderungen, die von den Eltern verursacht sind. Entweder weil sie allzu große Erwartungen in die Leistungen ihres Kindes setzen und Noten von ihm verlangen, die es einfach nicht erbringen kann; dabei wird nicht bedacht, daß Kinder nicht so gut lernen können, wenn sie unter Kopfschmerzen leiden, und dadurch bedingt die Schulprobleme eher noch größer werden. Oder weil es beispielsweise in der Ehe kriselt, weil der Vater ohne Arbeit ist, weil die Familie durch andere psychosoziale Probleme belastet ist; Kinder reagieren darauf mit Kopfschmerzen, oftmals gefördert durch die Erfahrung, daß die Mutter immer in Ruhe gelassen wird, wenn sie Migräne hat. Von Bedeutung ist in diesem Zusammenhang auch die Tatsache, daß sich viele Kinder in ihrer Freizeit selbst einem großen Streß aussetzen, etwa durch zuviel Fernsehen oder stundenlange Videospiele, durch zu großen Ehrgeiz beim Sport oder zu langes Aufbleiben bis in die Nacht.

Migräne ist eine mögliche Folge davon. Sie verläuft bei Kindern etwas anders als bei Erwachsenen. Die Attacken sind mit ein bis vier Stunden Dauer deutlich kürzer; der Kopfschmerz ist nicht strikt auf eine Seite begrenzt, sondern öfter auf beiden Seiten hinter der Stirn wahrzunehmen; er kündigt sich noch seltener durch eine Aura an, ist jedoch häufiger von körperlichen Beschwerden begleitet wie Übelkeit, Erbrechen und Bauchschmerzen. Eine Fragebogenaktion unter Kindern in Wuppertal hat ein sehr interessantes Ergebnis erbracht: Bei Jungen fängt die Migräne meist früher an, bereits im vierten oder fünften Lebensjahr; einige Jahre später erst tritt sie bei den Mädchen auf, und ab der Pubertät wird sie bekannterweise bei ihnen viel häufiger. In diesem Lebensalter geht sie bei ihnen in die typische Form mit den halbseitigen Kopfschmerzen über. Es ist kein Verlaß darauf, daß die Migräne sich »verwächst«; 60 Prozent aller betroffenen Kinder haben auch als Erwachsene darunter zu leiden. Um so wichtiger ist es, diese Krankheit bereits im Kindesalter bestmöglich zu behandeln, sowohl um die akuten Beschwerden zu beseitigen als auch um zu verhindern, daß diese Kopfschmerzen das ganze Leben beeinträchtigen.

Bei der Behandlung von Kindern werden verständlicherweise Medikamente sehr zurückhaltend angewendet. Ist die Attacke nicht sehr stark, genügen schon einfache Gegenmaßnahmen wie der Rückzug in einen abgedunkelten, ruhigen Raum und ein ausgedehnter Schlaf, nach dem sie in der Regel ohne Schmerzen aufwachen. Vergehen die Beschwerden dadurch nicht, sind Schmerztabletten notwendig, um den Anfall so schnell wie möglich zu beenden. In jedem Fall sollten die Eltern einen Arzt fragen, was weiterhin zu tun ist.

Treten die Attacken der Migräne häufiger auf, muß etwas zu ihrer Vorbeugung getan werden. Am besten wäre es natürlich, wenn die Ursachen und Auslösefaktoren zu beseitigen wären. Das bedeutet vor allem, dem Kind die übergroßen Belastungen durch die verschiedenen Arten von Streß zu ersparen. Und das ist vor allem Sache der Eltern. Gegebenenfalls müssen sie allzu große Erwartungen an ihr Kind herabsetzen und es nicht etwa zum Abitur zwingen, für eine gleichmäßige Lebensführung mit einem ausgewogenen Verhältnis von Aktivität, Ruhe, Mahlzeiten und Schlaf sorgen, mit dem Lehrer über den Schulstreß sprechen oder sich von einem Arzt über Gegenmaßnahmen beraten lassen, auch ihre eigenen Probleme endlich lösen. Das ist nicht immer einfach, das erfordert häufig

Unterstützung. Ein Schulpsychologe wird sicher mit Rat und Tat helfen können, in schwierigen Fällen jedoch kann eine Familientherapie erforderlich sein.

Als überraschend gute Hilfe hat sich ein Kopfschmerz-Kalender erwiesen, wie er in diesem Buch im fünften Kapitel zu finden ist. Bei einer ganzen Anzahl von Kindern bessern sich die Kopfschmerzen allein dadurch, daß sie genau Buch darüber führen. Werden sie zusätzlich von ihren Eltern durch die oben genannten Maßnahmen unterstützt, bestehen gute Chancen, daß die Erkrankung gänzlich vergeht. Darüber hinaus können auch bei Kindern viele von den Mitteln und Methoden zur Selbsthilfe angewendet werden, die bei Erwachsenen nützlich sind – und die ich im nächsten Kapitel beschreiben werde.

In schweren Fällen, in denen die Attacken der Migräne mindestens zweimal in jedem Monat auftreten bzw. in denen der Kopfschmerz sehr stark ist und länger als 48 Stunden andauert, ist eine Prophylaxe mit Medikamenten angebracht. Für sie gelten dieselben Prinzipien wie bei den Erwachsenen. Als bestes Mittel zu diesem Zweck haben sich auch bei Kindern die Betablocker erwiesen. Sie werden bereits seit langem gegen verschiedene Herz-Kreislauf-Erkrankungen angewendet; weil sie auf Nerven der Blutgefäße einwirken, können sie wahrscheinlich auf demselben Wege auch Migräne verhindern. Das Medikament wird über drei bis sechs Monate hinweg eingenommen und dann abgesetzt. Darauf folgt eine mehr oder minder lange Zeit ohne Kopfschmerz, wenngleich mit Rückfällen immer wieder gerechnet werden muß. Kommt es dazu, kann entweder die medikamentöse Prophylaxe wiederholt oder eine Behandlung mit Entspannungsverfahren begonnen werden – darüber mehr im nächsten Kapitel.

Spannungskopfschmerz ist bei Kindern ebenfalls weitaus häufiger als Migräne. Er kann äußerst erfolgreich behandelt werden, wenn es gelingt, die Ursache dafür zu beseitigen – und dazu gehören unter anderem schlecht gestaltete Schultische. Ihre waagerechten Platten zwingen die Kinder zu Fehlhaltungen. Durch den häufig nach unten geneigten Kopf wird die Halswirbelsäule übermäßig beansprucht und die Beweglichkeit der Kopfgelenke zwischen Hinterhaupt und den beiden oberen Halswirbeln beeinträchtigt; auch die Augenmuskulatur wird dabei überfordert. Bedingt durch diese Fehlhaltung kommt es während des Unterrichts zu Konzentrationsschwäche, Ermüdung, Reizbarkeit sowie zu dem Kopfschmerz, der in den letzten Schulstunden am stärksten ist und bis in den Nachmittag hinein andauern kann. Von diesem »Schulkopfschmerz« sind junge, hochaufgeschossene Schüler relativ häufig betroffen, weil bei ihnen die Bänder im Bereich von Kopf und Halswirbelsäule weniger straff sind und weil, physikalisch bedingt, dort eine besonders große Hebelkraft einwirkt.

Das beste Rezept dagegen lautet: Tische mit Platten, die sich schräg einstellen lassen! Denn bei einer Neigung der Platte um zehn bis 15 Grad nach oben wird die Haltung zwangsläufig verbessert, der Rumpf richtet sich auf und der Kopf wird entlastet, so daß die zuvor aufgetretenen Beschwerden nun weitgehend ausbleiben. Das wurde durch einen Großversuch in Holland bestätigt. Die Schüler, die daran teilnahmen, stellten sich selbst die Platte ihres Tisches mit einem Winkel von durchschnittlich 13 Grad ein. Sie klagten danach weniger über Schulkopfschmerz, und die Lehrer lobten ihre bessere Mitarbeit im Unterricht.

Andere Einwirkungen können auf ähnliche Weise zur

Ursache derselben Symptome werden. Um das von vornherein zu verhindern, wird empfohlen: Den Schulranzen der kleinen Kinder nicht allzu voll packen, weil sonst sein starker Zug und Druck die Muskulatur von Schultern und Nacken verspannt; bei Sport und Spiel möglichst nicht auf einen harten Untergrund springen, weil dadurch die Halswirbelsäule in Mitleidenschaft gezogen werden kann (mit diesem Argument wird auch gefordert, Kindern die Nackenrolle beim Schulsport zu ersparen); den Bereich von Nacken und Schultern möglichst warmhalten, indem nicht allzu kalt geduscht wird, nasses Haar sofort getrocknet, bei kaltem Wetter ein Schal oder Rollkragenpullover getragen wird.

Bessern sich Kopfschmerzen trotz aller Bemühungen der Eltern, der Ärzte und auch der Kinder selbst nicht, muß an andere, seltenere Ursachen gedacht werden. Zum einen an symptomatische Kopfschmerzen, bei denen die Beschwerden die Folge von Entzündungen, Verletzungen, Kreislaufstörungen, Stoffwechselkrankheiten sein können – und auch von Erkrankungen des Gehirns. Typisch für die letztere Ursache ist, daß der Kopfschmerz immer häufiger und schwerer wird und daß er mit Sehstörungen, Veränderungen im Verhalten, Störungen der psychischen und körperlichen Entwicklung verbunden ist. Was so viele Eltern in diesem Zusammenhang befürchten, ist glücklicherweise fast immer unbegründet: Ein Hirntumor als Ursache von Kopfschmerz ist eine Seltenheit. Weil er jedoch nicht von vornherein ausgeschlossen werden kann, müssen Kinder mit den genannten Symptomen sobald wie möglich von einem Arzt so gründlich wie nötig untersucht werden. Der Befund ist fast immer negativ.

Zum anderen können Lebensmittel bzw. deren Zusatzstoffe zu Kopfschmerzen führen, die jedesmal nach dem

Verzehr auftreten; vor allem Farb- und Konservierungs-stoffe, Soja, Kuhmilch, Schokolade sind als deren Auslö-ser entlarvt worden. Sie halten sich hartnäckig, weil diese Möglichkeit zu wenig bedacht wird, wenngleich sie nur einen relativ geringen Anteil von zwei bis sieben Prozent am Kopfschmerz der Kinder haben dürfte.

Empfohlen wird eine Diät, die vom Arzt kontrolliert werden muß, um Komplikationen und Mangelerschei-nungen infolge der Einseitigkeit zu verhindern, und die den Müttern große Beharrlichkeit abverlangt, weil sie auf Dauer ganz und gar nicht nach dem Geschmack der Kinder ist. Anfangs besteht sie nur aus Huhn oder Lamm, Reis oder Kartoffeln, Banane oder Apfel; allein dadurch können bei einem Großteil der kleinen Patienten die Kopfschmerzen innerhalb von vier bis sechs Wochen wesentlich gebessert werden bzw. ganz aufhören. An-schließend werden nach und nach die weggelassenen Nahrungsmittel wieder zugelegt. Treten bei einem von ihnen dieselben Beschwerden erneut auf, muß künftig konsequent darauf verzichtet werden – selbst wenn es Schokolade ist.

3 Wie Alkohol und Arbeit Kopfschmerzen machen

Sie sind als Ursache so bedeutsam, daß sie einen eigenen Platz in der Klassifikation der Internationalen Kopfschmerzgesellschaft haben – der »Alkohol-Kopfschmerz«, für den demnach typisch ist, daß er innerhalb von drei Stunden nach Alkoholgenuß beginnt, und der »Alkohol-Kater«, von dem auch die Experten wissen: »Voraussetzung dafür ist die Einnahme einer ausreichenden Menge Alkohol, die die jeweilige Person betrunken macht.«
Es geht dabei also nicht um Alkohol als Auslöser von primären Kopfschmerzen. Wer weiß, daß er für den Genuß von Bier, Wein, Schnaps mit Migräne oder Spannungskopfschmerz oder Cluster-Kopfschmerz büßen muß, der wird von selbst darauf verzichten. In diesen Fällen ist der Alkohol die Ursache der häufigsten selbstverschuldeten Kopfschmerzen, die nicht sein müßten und die doch immer wieder in Kauf genommen werden.
Tagtäglich trinken 14 Prozent der deutschen Männer (das ist etwa jeder siebte) mehr als 60 Gramm Alkohol – und damit mehr, als gesundheitlich verträglich ist. Diese Häufigkeit hat das einstige Bundesgesundheitsamt ermittelt, es gibt zahlreiche Abweichungen davon nach oben; immer-

hin konsumiert der Durchschnitts-Deutsche in jedem Jahr zwölf Liter reinen Alkohol, kleine Kinder und strikte Abstinenzler inbegriffen.

Nach dem Trinken gelangt nahezu der gesamte Alkohol mit dem Blut in die Leber und wird dort von Enzymen abgebaut. Sowohl der Alkohol selbst als auch einige seiner Abbauprodukte sind schädigende Substanzen, die den gesamten Organismus in Mitleidenschaft ziehen und die buchstäblich zu Kopfe steigen. Dort beeinflussen sie die hochempfindlichen Nervenzellen derart, daß klares Denken und aufrechtes Gehen immer schwerer fallen; dort irritieren sie auch die Blutgefäße, die das Gehirn mit Sauerstoff und Nährstoffen versorgen. Die Folgen sind Funktionsstörungen, die am Morgen danach das Leben verleiden: die sprichwörtliche Katerstimmung mit schlechter Laune, verminderter Konzentration, erhöhter Reizbarkeit und die körperlichen Katersymptome wie Zittern und Frösteln, Schwindelgefühl und Kreislaufstörungen und vor allem die dumpf-drückenden, teils pulsierenden Kopfschmerzen. Diese Nachwehen können verstärkt sein durch Aufenthalt in rauchgeschwängerten Räumen mit relativ wenig Sauerstoff, durch einen Mangel an Schlaf, durch Fuselöle oder andere unerwünschte Zusätze in billigen Getränken.

Wer gerade einen Kater hat, der ist für Ratschläge wenig zugänglich, selbst wenn sie noch so gut gemeint und wohlbegründet sind. Dem Mann muß erst einmal geholfen werden, wieder einen klaren Kopf zu bekommen. Bewährte Hausmittel sind dafür gerade recht.

Aus dem Bett unter die Dusche: erst 30 Sekunden lang mit körperwarmem Wasser, dann drei Sekunden kurz mit leitungskaltem Wasser, diesen Wechsel mindestens dreimal wiederholen und mit einer kalten Dusche aufhören.

Danach ein Katerfrühstück einnehmen: mit gut gewürzten Nahrungsmitteln wie Rollmops, Salzgurke, Gulaschsuppe, um den Verlust an Salz zu ersetzen, sowie mit reichlich Mineralwasser, um dem Körper wieder die Flüssigkeit zuzuführen, die er beim Trinken verloren hat (Alkohol ist nämlich ein sehr wirksames Diuretikum, das die Ausscheidung von Harn fördert), und mit einem starken Kaffee, der nicht nur die Lebensgeister weckt, sondern dessen Koffein selbst gegen die Kopfschmerzen wirksam ist.

Abschließend einen möglichst langen Spaziergang machen, bei dem frische Luft um den Kopf weht und durch ihren Kältereiz den Zustand bessern hilft.

Dauern die Kopfschmerzen danach immer noch an, lassen sie sich mit einem Analgetikum sicher vertreiben; das ist besser, als sich durch den Kater den ganzen Vormittag verderben zu lassen. Abzuraten ist davon, am nächsten Morgen etwas Alkohol gewissermaßen als Gegengift zu gebrauchen. Das mag zwar vorübergehend die Beschwerden erleichtern, kann aber dazu führen, daß man aufs neue Geschmack daran gewinnt und der Teufel mit dem Beelzebub ausgetrieben wird.

Selbst solch einem Kater ist noch etwas Gutes abzugewinnen. Seine körperlichen und psychischen Symptome sind Anzeichen dafür, daß ein gesunder Organismus sich gegen die Vergiftung mit Alkohol wehrt, und sein schmerzliches Erleben ist zugleich eine Erfahrung, die von allzu häufigen Wiederholungen abhalten kann.

Es ist eine Binsenweisheit, daß Kopfschmerz nach Alkoholgenuß und durch Alkoholentzug verhindert werden kann, indem man auf geistige Getränke verzichtet oder ihren Genuß stark einschränkt. Es ist allerdings auch eine Tatsache, daß das sehr vielen Menschen nicht gelingt. Sie könnten sich selbst helfen, indem sie Alkohol wieder als das ansehen, was er eigentlich ist; nämlich ein Genußmittel, das besonderen Gelegenheiten vorbehalten ist und das nicht in erster Linie dazu bestimmt ist, den Durst zu löschen, die Langeweile zu vertreiben, den Fernsehabend zu verschönen. Ein solches Maßhalten kann dieser Richtwert erleichtern: 40 Gramm reiner Alkohol pro Tag und Mann sind die obere Grenze des Verträglichen; bei Frauen sind es sogar nur 20 Gramm, weil bei ihnen das abbauende Enzym Alkoholdehydrogenase weniger aktiv ist und sie deshalb weniger Alkohol vertragen. 40 Gramm reiner Alkohol sind enthalten in 1 Liter Bier (4 Vol%) oder 0,5 Liter Wein (10 Vol%) oder 0,3 Liter Dessertwein (15 Vol%) oder 0,12 Liter Spirituosen (38 Vol%).

In den Fällen, in denen Arbeit zu Kopfschmerzen führt, sind ganz andere Faktoren schuld daran. Zum einen sind das Umweltgifte und Schadstoffe aller Art, die mit der Atemluft in den Körper gelangen und unter anderem Kopfschmerzen verursachen. Das können Chemikalien sein, die aus Farben und Lacken oder aus Holzschutzmitteln entweichen oder die aus Fotokopierern und anderen Bürogeräten freigesetzt werden, so daß nicht nur Maler und Bauarbeiter, sondern auch Angestellte am Schreibtisch darunter zu leiden haben. Das können auch erhöhte Mengen von Kohlendioxid in der Atemluft sein. Denn Blutgefäße im Gehirn reagieren sehr empfindlich darauf, indem sie sich erweitern und nun auf umliegende Nerven drücken und dadurch Kopfschmerzen auslösen. Besonders gefährdet sollen Arbeiter in Zuckerfabriken, Kalk- und Ziegelbrennereien, Hefefabriken, Mineralwasserabfüllstationen, Brauereien und Winzereien sein.

Eine weitere, häufigere Ursache kann »schlechte Luft«

sein, wenn in Büros und Betrieben nicht für genügend Nachschub an Sauerstoff von außen gesorgt ist oder wenn die Klimaanlage nicht richtig funktioniert. Abgesehen von der Reparatur hilft dann, selbst für frische Luft zu sorgen. Am besten mit der sogenannten Stoßlüftung: Einmal in jeder Stunde, zumindest mehrmals am Tag, die Fenster mindestens fünf Minuten lang ganz weit öffnen, um einen gründlichen Austausch der verbrauchten Luft zu ermöglichen; das ist besser, als die Fensterflügel ständig einen Spalt weit offenstehen zu lassen.

Zum anderen kann übermäßiger psychischer Streß Kopfschmerzen machen. Er kann, wie ich bereits beschrieben habe, zum Auslöser von Attacken der Migräne werden sowie zur Ursache vom Kopfschmerz vom Spannungstyp, der vor Einführung der neuen Klassifikation auch als »Streßkopfschmerz« bezeichnet worden ist. Streß kann sowohl in der Familie als auch am Arbeitsplatz bestehen oder sogar bei beiden Gegebenheiten – insbesondere bei den Frauen, die durch Erziehung der Kinder, Führen des Haushalts und Berufstätigkeit mehrfach belastet sind.

Auf den Zusammenhang mit Streß deutet auch eine Umfrage in bayerischen Betrieben und Büros hin. Viele der Befragten beklagten dabei ein schlechtes Betriebsklima und nannten als Gründe dafür: Intrigen der Kollegen (und die mit Abstand an erster Stelle), Anschwärzen beim Chef, Neid von Kollegen, Angst um den Arbeitsplatz, faule Kollegen, fehlende Anerkennung der eigenen Leistung. Die Folgerungen, die sie daraus zogen, deckten sich mit dem Wissen der Mediziner. 70 Prozent der Arbeitnehmer glaubten, daß sie die ständige psychische Belastung körperlich krank machen kann – und 36 Prozent gaben ganz konkret dem schlechten Betriebsklima die Schuld an ihren Kopfschmerzen. Die meisten Betroffenen wußten auch, was am besten dagegen zu tun ist: Mit den Kollegen reden, um das Verhältnis untereinander und somit das Betriebsklima zu bessern, oder sich mit Lebenspartnern oder mit Freunden darüber auszusprechen. Jeder dritte jedoch wollte gegen diesen Streß am Arbeitsplatz überhaupt nichts tun, weil ihm entweder die Worte und der Mut fehlten oder weil er sich in sein Schicksal ergeben hatte. Diese Menschen sollten versuchen, sich auf andere Weise von den streßbedingten Kopfschmerzen zu befreien – etwa mit den Entspannungsverfahren, die ich im nächsten Kapitel beschreiben und begründen werde.

4 Wenn Kopfschmerzen zu Warnsignalen werden

Kopfschmerzen können mit fortschreitendem Alter schwächer und seltener werden. Im sechsten und siebten Lebensjahrzehnt kommt es zu einem beständigen Rückgang der heftigen Beschwerden, haben amerikanische Mediziner in einer der wenigen Untersuchungen darüber bestätigt; das ist im Prinzip nicht nur für die USA, sondern auch für den Rest der Welt gültig. Das betrifft insbesondere Patienten mit Migräne, wie mit einer anderen Studie statistisch dokumentiert wird: Während von Frauen im Alter zwischen 65 und 69 Jahren 14 Prozent darunter zu leiden hatten, waren es im Alter über 90 nur noch sechs Prozent; bei den Männern derselben Altersgruppen sank die Häufigkeit von zehn Prozent auf Null. Der Spannungskopfschmerz dagegen scheint sich hartnäckiger zu halten.

Von dieser Regel gibt es Ausnahmen. Wenn im Alter über 40 die Kopfschmerzen zum erstenmal überhaupt auftreten oder wenn bereits bestehende Kopfschmerzen plötzlich schlimmer werden, sind das Warnzeichen. Sie können lebensbedrohende Erkrankungen ankündigen, wie Schlaganfall, Hirnblutung, Hirntumor. Sie sollten in jedem Fall der Anlaß sein, umgehend einen Arzt zu konsultieren.

Etwa jeder dritte Schlaganfall kündigt sich mit einer vor-übergehenden Durchblutungsstörung des Gehirns an, mit einer sogenannten transitorischen Ischämie. Erstmalig und plötzlich auftretende, sehr heftige Kopfschmerzen sind ein typisches Anzeichen dafür; zu den anderen Symptomen gehören eine plötzliche Schwäche oder Gefühlsstörung in einer Körperseite (insbesondere im Gesicht oder im Arm), ein plötzlicher Verlust der Sprache, eine plötzliche Sehstörung (vor allem, wenn diese nur auf einem Auge auftritt), plötzlich einsetzender Schwindel mit Unsicherheit beim Gehen.

Diese Ausfallerscheinungen sind durch ein kleines Blutgerinnsel verursacht, das vorübergehend ein wichtiges Blutgefäß des Gehirns verschließt. Ihre Ausprägung ist abhängig vom Sitz des Thrombus. Die Kopfschmerzen und die anderen Symptome dauern oft nur Sekunden bis Minuten, gelegentlich einige Stunden. Hat sich das Blutgerinnsel von selbst wieder aufgelöst, funktioniert auch die Durchblutung wieder, und alle Beschwerden vergehen.

In jedem Fall einer transitorischen ischämischen Attacke ist sofort ein Arzt zu rufen. Schon aus dem Grunde, daß im vorhinein ja nicht abzusehen ist, ob es sich noch um ein »Schlägelchen« oder bereits um einen echten Schlaganfall handelt. Außerdem sind hinterher genaue Untersuchungen erforderlich, um die Ursache abzuklären und gegebenenfalls Maßnahmen zur Vorbeugung einzuleiten. Diese richten sich zwar insbesondere gegen einen drohenden Schlaganfall, der, wie bereits genannt, jeden dritten der Patienten innerhalb der folgenden fünf Jahre treffen wird. Es besteht aber noch eine andere Gefahr, wie Erfahrungen aus der ärztlichen Praxis belegen. Dieselben Menschen haben auch ein deutlich erhöhtes Risiko, bereits im darauffolgenden Jahr einen Herzinfarkt zu erleiden. Dieser Zusammenhang ist auf die gemeinsame Ursache beider Erkrankungen zurückzuführen, und das ist eine Arteriosklerose. Durch sie werden Blutgefäße sowohl im Gehirn als auch im Herzen immer mehr eingeengt, bis sie schließlich von einem Blutgerinnsel vollständig verschlossen werden und ein Schlaganfall bzw. ein Herzinfarkt entsteht.

Hirnblutungen können ebenfalls die Ursache von Kopfschmerzen sein – sowie von jedem fünften Schlaganfall. In den meisten Fällen kommt es dazu, weil ein krankhaft erhöhter Blutdruck über Jahre hinweg kleinere Blutgefäße im Gehirn geschädigt und brüchig gemacht hat, bis schließlich eines von ihnen platzt und sich Blut in das Gehirn ergießt. Seltener ist eine sogenannte Subarachnoidalblutung. Sie ist auf eine angeborene Fehlbildung eines Blutgefäßes an der Hirnbasis zurückzuführen, und zwar auf eine Aussackung (Aneurysma) in der Gefäßwand. Platzt das Blutgefäß an dieser Schwachstelle, fließt Blut in den mit der Liquor-Flüssigkeit gefüllten Subarachnoidalraum zwischen beiden Schichten der Hirnhaut. Die Folge ist ein schlagartig einsetzender, ungemein heftiger Kopfschmerz, der von Betroffenen als »das Schlimmste, was ich je erlebt habe« beschrieben wird. Er kann von Bewußtseinstrübungen, von einem steifen Nacken oder Schmerzen im Nacken, von Übelkeit und Erbrechen begleitet sein.

Auch Hirnblutungen treffen nicht immer wie ein Blitz aus heiterem Himmel. In etwa jedem zehnten Fall kommt es Tage bis Wochen zuvor zu kleineren »Warnblutungen« mit denselben Symptomen, die von selbst wieder vergehen. Leider werden sie nicht genügend beachtet, und deshalb wird eine große Chance zumeist nicht genutzt.

Wird nämlich die Aussackung in dem Blutgefäß mit sehr aufwendigen Untersuchungen des Gehirns rechtzeitig erkannt, kann sie mit einer Operation beseitigt und damit die drohende Subarachnoidalblutung noch verhindert werden.

Hirntumoren sind zwar nicht häufig, aber mit dem Alter erhöht sich die Wahrscheinlichkeit, daran zu erkranken. Deshalb sollten Warnsignale besonders sorgfältig beachtet werden – und das sind vor allem Kopfschmerzen. Um es an dieser Stelle noch einmal ganz deutlich zu machen: Hirntumoren sind nur selten die Ursache für Kopfschmerzen, andererseits haben etwa drei von vier dieser Patienten im Laufe der Zeit darunter zu leiden. Im Zweifelsfalle ist es besser, den Arzt aufzusuchen und den Verdacht durch eine genaue Untersuchung abklären zu lassen. Bei der überwiegenden Zahl der Fälle ergibt das nicht den befürchteten Befund. Diese Patienten sind dann sehr dankbar, wenn man ihnen sagen kann, daß ihre Angst unbegründet gewesen ist und daß »nichts operiert werden muß«. Kopfschmerzen, die durch einen Hirntumor bedingt sind, werden als dumpf empfunden, treten häufiger als sonst in der Nacht oder am frühen Morgen auf, können durch körperliche Belastung, beim Aufstehen und Hinlegen, auch durch Husten verstärkt werden und von Übelkeit bis zum Erbrechen begleitet sein, selbst bei leerem Magen.

Kopfschmerzen, die bei älteren Menschen zum erstenmal auftreten oder stärker werden als bisher, können eine Reihe anderer Ursachen haben, auf die ich bereits eingegangen bin, beispielsweise eine Entzündung der Schlagader in der Schläfe (Riesenzell-Arteriitis) oder Veränderungen der Halswirbelsäule oder eine unerwünschte Nebenwirkung von Medikamenten. Gerade der letztere

Grund gewinnt an Bedeutung, weil mit dem Alter nicht nur das Risiko zu erkranken größer wird, sondern auch mehrere Krankheiten gleichzeitig auftreten können, gegen die dann ständig mehrere Arzneimittel gleichzeitig angewendet werden. Dazu gehören Antidepressiva und Monoaminooxidasehemmer gegen Depressionen sowie Betablocker und Calcium-Antagonisten gegen Bluthochdruck und Koronare Herzkrankheit, die allesamt Kopfschmerzen als Nebenwirkung haben können – jedoch auch gegen Kopfschmerzen verordnet werden; mehr über diesen scheinbaren Widerspruch im fünften Kapitel.

Kopfschmerzen, die bei älteren Menschen zum erstenmal auftreten, können auch die Folge psychischer Störungen sein, etwa die einer »larvierten Depression«. Sie wird so genannt, weil in diesem Fall die depressive Verstimmung von den Betroffenen nicht erkannt, sondern gewissermaßen versteckt wird hinter körperlichen Symptomen, zu denen außer Kopfschmerzen auch Herzbeschwerden, Rückenschmerzen, Verdauungsstörungen, Schlafstörungen, gynäkologische Beschwerden und Störungen der Sexualfunktionen gehören. Wegen dieser Vielfalt der Beschwerden sind viele der Patienten gleichzeitig bei mehreren Ärzten verschiedener Fachrichtungen in Behandlung, von denen jeweils nur die ihnen bekannten Symptome behandelt werden, nicht jedoch die larvierte Depression als eigentliche Ursache erkannt und beseitigt wird.

5 Wenn Migräne und Spannungs-kopfschmerz kombiniert auftreten

Anfangs ist es eine Migräne mit den ständig wiederkehrenden Attacken der halbseitigen Kopfschmerzen und einer mehr oder weniger langen beschwerdefreien Zeit dazwischen. Im Laufe von Jahren und Jahrzehnten entwickelt sich zwischen den Anfällen ein Spannungskopfschmerz, der dumpf-drückend im ganzen Kopf wahrgenommen wird. Schließlich bestehen häufig oder sogar ständig Kopfschmerzen, zu denen immer wieder Attacken der Migräne kommen.

So entsteht in den meisten Fällen ein »gemeinsames Vorkommen von Migräne und Kopfschmerz vom Spannungstyp«, das früher als Kombinationskopfschmerz oder gemischter Kopfschmerz bekannt war. Der jeweilige Anteil der beiden Formen daran ist sehr unterschiedlich; sowohl Migräne als auch Spannungskopfschmerz können gleich stark beteiligt sein, es kann die eine oder die andere Form überwiegen oder sogar deutlich dominieren. Es gibt Patienten mit Kombinationskopfschmerz, die nachts von einseitigen Kopfschmerzen, verbunden mit Übelkeit und Brechreiz, geweckt werden, und die zwischen diesen Attacken von einem dumpf-drückenden Schmerz im ganzen Kopf gequält werden.

Wer zugleich unter Migräne und Spannungskopfschmerz

zu leiden hat, dem kann nur der Arzt helfen. Es liegt an ihm, den Anteil der Ursachen möglichst genau zu bestimmen und dementsprechend die beiden Formen der Kopfschmerzen jeweils für sich zu behandeln; das geschieht mit denselben Medikamenten, die auch sonst dagegen angewendet werden. Er benötigt dabei die Mithilfe des Patienten, sowohl für die Diagnose, indem dieser einen Kopfschmerz-Kalender (siehe fünftes Kapitel) führt, als auch für die Therapie, indem er sich genau an die Empfehlungen des behandelnden Arztes hält. Darüber hinaus gibt es Möglichkeiten der Selbsthilfe, die ich im folgenden Kapitel vorstellen werde.

IV   Selbsthilfe mit Tips und Tricks

Es müssen nicht gleich Tabletten sein, es gibt Alternativen gegen Spannungskopfschmerz und Migräne. Zu ihnen gehören sowohl Methoden, die von spezialisierten Ärzten empfohlen werden, als auch eine Reihe von Rezepten, die aus der Naturheilkunde und Erfahrungsmedizin stammen. Bevor ich im einzelnen darauf eingehen werde, einige grundsätzliche Anmerkungen dazu.

Die »nichtmedikamentösen Alternativen« sind von höchst unterschiedlichem Wert. Zum einen sind es Verfahren, deren Wirksamkeit erwiesen und erklärbar ist; auf sie ist Verlaß – und sie werde ich in erster Linie beschreiben. Zum anderen sind es Mittel und Methoden, deren Wirksamkeit zwar nicht wissenschaftlich erklärt werden kann, die aber dennoch bei einer Reihe von Patienten hilfreich sind; bei ihnen trägt sicher der Glaube an die Wirksamkeit oder das befriedigende Gefühl, selbst etwas gegen die Schmerzen tun zu können, zu diesem Effekt bei. Eine Auswahl davon werde ich ebenfalls vorstellen.

Diese nichtmedikamentösen Alternativen haben ihre Grenzen. Von größtem Wert sind sie zur Vorbeugung, um die Gesundheit zu bewahren; auch zu Beginn einer neuerlichen Attacke können sie eventuell noch helfen, die Beschwerden zu lindern. Sind jedoch Spannungskopfschmerz oder Migräne erst einmal voll ausgeprägt, sind in der Regel nur noch Medikamente dagegen wirksam.

Vorab ein guter Ratschlag für alle Leser, die unter chronischen Kopfschmerzen zu leiden haben: Führen Sie ein Kopfschmerz-Tagebuch und einen Kopfschmerz-Kalender – so einen, wie er diesem Buch im fünften Kapitel beigegeben ist. Das ist für Sie von doppeltem Nutzen. Zum einen hilft es Ihrem Arzt dabei, eine genaue Diagnose zu stellen und die richtigen Gegenmittel zu verordnen. Zum anderen ist es eine Hilfe für Sie, weil Sie die Auslöser und anderen Umstände, die zu den Beschwerden führen, viel besser erkennen, wenn Sie genau Buch darüber führen – und sich demzufolge erfolgreicher gegen diese wehren können.

1 Selbsthilfe gegen Spannungs-kopfschmerz

Entspannung: Warum sie die größte Wirkung hat und wie sie am besten zu erreichen ist

Verspannte Muskulatur ist nur selten die eigentliche Ursache vom Spannungskopfschmerz, dennoch ist die »Progressive Muskelentspannung nach Jacobson« eine der wirksamsten nichtmedikamentösen Therapien dagegen. Was wie ein Widerspruch erscheinen mag, ist eine große Chance. Das können die vielen Patienten bestätigen, die sich mit dieser Methode selbst zu helfen wissen. Das wird verständlicher, wenn man mehr darüber weiß.

Edmund Jacobson war ein Arzt in Amerika, der seine Methode zur Muskelentspannung bereits im Jahre 1938 entwickelt hat. Sie geriet bald in Vergessenheit, wurde erst in den 60er Jahren als Mittel zur Streßbewältigung wiederentdeckt und hat mittlerweile auch ihren festen Platz bei der Abwehr von Spannungskopfschmerz sowie zur Vorbeugung gegen Migräne. Das ist nicht nur dem Umstand zu verdanken, daß sie relativ leicht und schnell zu erlernen ist, sondern auch der Tatsache, daß ihre Wirkung erwiesen ist.

Die Progressive Muskelentspannung nach Jacobson zielt

darauf hin, durch systematisches Anspannen und Entspannen von Muskeln einen Zustand möglichst tiefer Entspannung, verbunden mit innerer Ruhe und großem Wohlbefinden, zu erreichen. Dieser Zustand wirkt sich positiv aus auf das Gehirn und auf das Vegetative Nervensystem, von dem lebenserhaltende Funktionen wie die Durchblutung gesteuert werden. Auf diese Weise kommt es zu einer Regulierung und Stabilisierung von Abläufen, die sonst durch Streß oder ähnliche Belastungen gestört werden; infolgedessen können Kopfschmerzen von vornherein verhindert oder zumindest gelindert werden.

Voraussetzung für diesen Erfolg ist, daß der Patient ein neues, intensiveres Körpergefühl erlernt; daß er künftig viel sensibler wahrnimmt, wann Gefahr droht, weil sich bei Streß die Muskeln anspannen, und daß er genau weiß, wie rechtzeitig er beginnen muß, dieser Entwicklung durch willentliche Entspannung entgegenzusteuern. Die Anspannung der Muskulatur, aus der die Entspannung der Psyche und des Körpers resultiert, läßt sich am Beispiel dieser Übung nacherleben:

Ganz bequem hinsetzen oder, besser noch, hinlegen und die Augen schließen.

Den rechten Unterarm anwinkeln, die rechte Hand zur Faust ballen und sich dabei auf das Gefühl der Anspannung im gesamten rechten Arm konzentrieren.

Die Faust öffnen, die rechte Hand neben den Körper fallen lassen und sich nun auf das Gefühl der Entspannung in jedem einzelnen Finger sowie im gesamten rechten Arm konzentrieren.

Das ist eine von insgesamt 16 Übungen mit ebensoviel Muskelgruppen, die den ganzen Körper von der Stirn bis zu den Füßen erfassen. Diese Progressive Muskelentspannung nach Jacobson sollte unter fachgerechter Anleitung erlernt (es gibt auch Lehrbücher und Tonkassetten für diesen Zweck) und regelmäßig eingeübt werden, tagtäglich mindestens zwei- bis dreimal. Nach Wochen oder Monaten ist die Methode derart in Fleisch und Blut übergegangen, daß eine überaus wohltuende Routine daraus resultiert: Sobald das Gefühl der Muskelanspannung im Körper wahrgenommen wird, beginnen die Übungen zur Muskelentspannung – und der Kopfschmerz bleibt aus.

Einfacher in der Anwendung ist ein Kurzprogramm zur Muskelentspannung, das aus der Jacobson-Methode abgeleitet worden ist. Es beruht auf denselben Prinzipien: Jede Muskelgruppe fünf bis sieben Sekunden lang so kräftig wie möglich anspannen, dabei ruhig und gleichmäßig atmen und sich auf die Anspannung konzentrieren; dieselbe Muskelgruppe 20 bis 30 Sekunden lang ganz bewußt entspannen und die Konzentration auf diese Entspannung lenken. Das Kurzprogramm besteht aus diesen sieben Übungen:

1. Die rechte Hand zur Faust ballen und die Muskulatur im ganzen rechten Arm maximal anspannen – und wieder gänzlich entspannen.

2. Die linke Hand zur Faust ballen und die Muskulatur im ganzen linken Arm maximal anspannen – und wieder gänzlich entspannen.

3. Die Muskulatur der Stirn maximal anspannen (die Haut dort runzeln und die Augenbrauen möglichst weit hochziehen) – und wieder gänzlich entspannen.

4. Die Augenmuskulatur maximal anspannen (die Lider zusammenkneifen und die Augen hin- und herrollen) – und wieder gänzlich entspannen.

5. Die Muskulatur des Unterkiefers maximal anspannen

(ihn so weit wie möglich nach vorn schieben) – und wieder gänzlich entspannen.

6. Die Nackenmuskulatur maximal anspannen (den Kopf nach hinten drücken) – und wieder gänzlich entspannen.

7. Die Muskulatur der Schultern maximal anspannen (die Schultern hochziehen) – und wieder gänzlich entspannen.

Hinterher noch einige Minuten liegenbleiben, um die innere Ruhe und das neue Wohlbefinden so richtig zu genießen.

Das Autogene Training ist die Entspannungstechnik, die in Deutschland noch immer bevorzugt wird; nicht allein deshalb, weil sie ein äußerst wirksames Verfahren ist, um innere Ruhe, mehr Gelassenheit, größere Ausgeglichenheit zu erlangen, sondern auch, weil sie von einem Deutschen begründet worden ist, und zwar von dem Berliner Neurologen Iohannes H. Schultz (1884–1970). Sie wird auch »konzentrative Selbstentspannung« genannt. Dieser Begriff bezeichnet genauer, worum es dabei geht: Durch gezielte Konzentration werden das Gehirn und das Vegetative Nervensystem positiv beeinflußt, bis eine umfassende Selbstentspannung erreicht ist.

Grundlage des Autogenen Trainings ist die Unterstufe mit sechs Einzelübungen. Mit ihnen kann eine sogenannte organismische Umschaltung und darüber eine körperliche Entspannung erreicht werden. Sie genügen häufig, um Spannungskopfschmerz als Folge von Streß und ähnlichen Belastungen abzuwenden bzw. um bereits bestehende Kopfschmerzen abzuschwächen.

Zu ihrer Durchführung legt man sich auf den Rücken, läßt die Arme locker neben dem Körper liegen und die Füße nach außen fallen, schließt die Augen. Diese Position ist für Anfänger leichter einzuhalten; in ihr wird diese Entspannungstechnik zumeist auch erlernt. Später können sie in die bekannte »Droschkenkutscherhaltung« wechseln, bei der im Sitzen die Füße fest auf dem Boden stehen, die Arme locker auf den Oberschenkeln ruhen, der Oberkörper leicht vornübergebeugt ist; in ihr läßt sich das Autogene Training ohne weiteres bei der Arbeit oder überall sonst zwischendurch absolvieren.

Zu jeder Übung gehört eine Entspannungsformel, die man in Gedanken wiederholt vor sich hinsagt, während man sich auf den jeweiligen Körperteil konzentriert. Zur Anwendung gelangen stets alle, und zwar in derselben Reihenfolge.

Zuvor die Einstellungsformel: »Ich bin ganz ruhig.«

Schwereübung: »Rechter Arm ganz schwer.« Sie führt zu einer Entspannung der Muskulatur.

Wärmeübung: »Rechte Hand warm.« Sie bewirkt über eine Entspannung der Gefäßmuskulatur eine Erweiterung der Blutgefäße und somit eine verstärkte Durchblutung.

Atemübung: »Atem ruhig und gleichmäßig.« Das passive Erleben des gleichmäßigen Atemrhythmus hat eine tiefgreifende Beruhigung zur Folge.

Herzübung: »Puls ruhig und kräftig.« Sie läßt das Herz gleichmäßiger schlagen und entlastet den Kreislauf.

Sonnengeflechtsübung: »Sonnengeflecht strömend warm.« Dadurch werden vor allem Organe im Bauchraum entspannt (das sogenannte Sonnengeflecht im Oberbauch ist eine Schaltstelle des Vegetativen Nervensystems).

Stirnübung: »Stirn angenehm kühl.« Sie läßt den Kopf frei und klar werden.

Hinterher folgt die sogenannte Zurücknahme durch

mehrmaliges Anwinkeln und Strecken der Arme, tiefes Durchatmen, Öffnen der Augen. Sie ist unbedingt erforderlich, damit nicht etwa eine allzugroße Beruhigung die Aufmerksamkeit bei der Arbeit oder im Verkehr beeinträchtigt. Das ändert jedoch nichts an der Erfahrung, daß man sich nach dem Autogenen Training ungemein entspannt fühlt, geistig wach und körperlich fit ist.

Über diese Unterstufe hinaus kann das Autogene Training durch »formelhafte Vorsatzbildungen« erweitert werden. Das sind Formeln, für die der Mensch im Zustand der tiefen Entspannung besonders aufnahmebereit ist. Sie werden gezielt eingesetzt, um durch Autosuggestion einen bestimmten körperlichen Zustand und darüber eine therapeutische Wirkung zu erreichen. Zur Vorbeugung bzw. Bekämpfung von Spannungskopfschmerz könnten sie lauten: »Nacken angenehm warm, Stirn (oder Schläfen) angenehm kühl, Kopf frei und klar.« Es ist immer wieder erstaunlich, daß es tatsächlich so kommt, wie es gedacht wird. Mit dem Grundsatz »Jede feste Vorstellung hat die Tendenz, sich selbst zu verwirklichen«, hat Professor I. H. Schultz dieses Phänomen erklärt.

Für das Autogene Training gilt noch eindringlicher als für die Progressive Muskelentspannung nach Jacobson die Ermahnung, es unter kompetenter Anleitung zu erlernen. Nur so können bestmögliche Wirkungen erreicht und unerwünschte Auswirkungen vermieden werden. Viele Volkshochschulen bieten Kurse dafür an, auch manche Krankenkassen sowie Ärzte und Psychologen lehren es; meiner Ansicht nach bietet jedoch zumindest anfangs ein Einzelunterricht bessere Möglichkeiten dafür. Ebenso wichtig ist es, die Übungen regelmäßig zu wiederholen und sich anfangs an jedem Tag mindestens einmal eine

Viertelstunde Zeit dafür zu nehmen. Später genügen fünf Minuten, um bei Streß und anderen psychischen Belastungen mit dem Autogenen Training die tiefgreifende Entspannung zu erreichen, die den drohenden Spannungskopfschmerz verhindern oder mindern kann und die darüber hinaus eine allgemeine Beruhigung verschafft.

Yoga ist eigentlich eine Philosophie, die auf religiösen Traditionen aus Indien beruht. Über acht Elemente soll sie zur erlösenden Erleuchtung führen. Zu diesen Elementen gehören bestimmte Körperhaltungen wie der Lotos-Sitz und Atemübungen wie die »wechselseitige Nasenatmung«. Aus Erfahrungen mit Patienten weiß ich, daß Yoga sehr nützlich gegen Kopfschmerzen sein kann, und deshalb empfehle ich es für die Selbsthilfe.

Wer sich unter Anleitung eines Yoga-Lehrers eingehend damit befaßt, der wird zu einer neuen Einstellung sich selbst gegenüber finden; beispielsweise denkt er nicht länger »Ich habe einen Körper«, sondern empfindet nun »Ich bin ein Körper« – und diese Einheit von Körper und Seele läßt viele Beschwerden erst gar nicht aufkommen. Dieses neue Bewußtsein führt auch zu einem größeren Selbstbewußtsein. Wer mehr pragmatisch nur bestimmte Elemente des Yoga gegen Kopfschmerzen nutzen will, dem sei zur Selbsthilfe gegen Streß und dessen Folgen die wechselseitige Nasenatmung empfohlen:

Die linke Hand vor das Gesicht halten, so daß sich die Nase zwischen Daumen und Zeigefinger befindet. Erst mit dem Daumen das linke Nasenloch zuhalten, durch das rechte vier Sekunden lang gleichmäßig einatmen und vier Sekunden lang die Luft anhalten. Dann mit dem Zeigefinger das rechte Nasenloch zuhalten und durch das linke acht Sekunden lang ausatmen; durch dasselbe Nasenloch vier Sekunden lang gleichmäßig einatmen und vier Sekunden lang die Luft anhalten, es mit dem Daumen wieder zuhalten und durch das rechte Nasenloch ausatmen – und weitermachen wie oben beschrieben, mehrmals hintereinander.

Dieser wechselseitigen Nasenatmung wird von alters her eine »unvergleichlich beruhigende Wirkung auf das Nervensystem« nachgesagt. Die moderne Medizin hat das bestätigt: Langsames, vertieftes Einatmen schwächt den Einfluß vom beruhigend wirkenden Vagus-Nerv, während langsames, vertieftes Ausatmen den antreibend wirkenden Sympathikus-Nerv zügelt – und jeweils umgekehrt. Auf diese Weise wird ein gesunder Ausgleich zwischen den beiden gegensätzlichen Komponenten des Vegetativen Nervensystems erreicht, der auch gegen Kopfschmerzen hilfreich ist – sowohl vorbeugend als auch schmerzlindernd.

Kälte und Wärme: Was mit Eisbeutel und heißer Rolle zu erreichen ist

Es ist ein Trick von alters her: Kälte auf die Stirn oder an die Schläfen oder in den Nacken tut gut gegen Spannungskopfschmerz (und häufig auch gegen eine beginnende Migräne). Was die Kälte außen auf der Haut bewirkt, das überträgt sich nach innen auf den Kopf. Zunächst setzt sie einen Reiz und dieser bewirkt unter anderem, daß Blutgefäße sich verengen. Dann folgt eine Reaktion, welche dieselben Blutgefäße erweitert, so daß die Blutfülle in diesem Bereich nun größer ist als zuvor. Daraufhin ist bei leichten Kopfschmerzen eine deutliche Linderung zu verspüren, bei stärkeren Beschwerden genügt das allein nicht zur Behandlung.

Zur Anwendung von Kälte gegen Kopfschmerzen gibt es Spezialkompressen sowie sogenannte Kryogenkissen und Kryogenbrillen zu kaufen. Weitaus billiger und dennoch gut wirksam ist eine Methode, die ich Patienten empfehle: Legen Sie eine breite elastische Binde ins Tiefkühlfach; holen Sie diese heraus, falls die Schmerzen wiederkommen, und wickeln Sie sich die Binde um den Kopf; sowohl die Kälte, die von ihr ausgeht, als auch der Druck, den sie ausübt, lindern die Kopfschmerzen.

Andere bewährte Mittel zur Selbsthilfe dieser Art sind Kälte- bzw. Tuchpackungen. Sie werden folgendermaßen angewendet:

Für eine Kältepackung reichlich Eis aus dem Tiefkühlfach zerkleinern und in eine kleine Plastiktüte füllen; sie jeweils eine Minute lang auf die Stirn oder auf eine andere schmerzende Stelle des Kopfes legen, dazwischen zwei bis drei Minuten Pause machen und das Ganze höchstens viermal hintereinander wiederholen. Und noch etwas ist wichtig: Den Eisbeutel nicht direkt auf die Haut legen, stets ein Stück Leinen oder anderen Stoff dazwischenschieben.

Für eine Tuchpackung ein kleines Frotteetuch in eine Salzlösung aus einem Eßlöffel Salz auf ein Liter Wasser tauchen und im Tiefkühlfach lagern; es bei Bedarf auf die Stelle legen, die besonders weh tut, und das kalte Tuch dort solange belassen, bis es aufzutauen beginnt.

Übrigens: Ein Kältereiz sollte um mindestens zehn bis zwölf Grad niedriger sein als die Hauttemperatur von 33 bis 35 Grad. Er zeigt relativ rasch Wirkung, weil es in der Haut zehnmal mehr Nervenendigungen zum Wahrnehmen von Kälte gibt als sogenannte Warmpunkte.

Doch auch Wärme ist von großem Nutzen. Sie ist oftmals gut geeignet für die Selbsthilfe gegen Spannungskopfschmerz, der vom Nacken ausgeht. Wärme kann diese Beschwerden lindern, indem sie die Muskeln entspannt und die Durchblutung fördert. Für ihre Anwendung gibt es mehrere bewährte Rezepte.

Heiße Kompresse: Ein Handtuch in leitungswarmes Wasser tauchen, auswringen und auf etwa DIN-A4-Größe zusammenlegen, in den Nacken legen und die Auflage erneuern, wenn sie zu trocknen beginnt – mehrmals hintereinander.

Rotlicht: Glühbirnen mit Licht dieser Wellenlänge gibt es in guten Elektrofachgeschäften, es muß also kein spezielles Gerät angeschafft werden. Das langwellige Rotlicht dringt tiefer ins Gewebe ein als das weiße Licht und entwickelt dort wohltuende Wärme. Zur Anwendung gegen Kopfschmerzen wird der Nacken und auch der Bereich der Halsmuskulatur hinter und unter dem Ohr zehn bis 15 Minuten lang bestrahlt. Die Wirkung ist gut, wird sich jedoch erst mit einer Verzögerung von etwa einer halben Stunde einstellen.

Heißluft: Sie kann eine gute Hilfe sein, wenn Kopfschmerzen im Urlaub oder auf Reisen plagen, denn einen Fön gibt es in sehr vielen Hotels. Gegen Spannungskopfschmerz, der vom Nacken ausgeht, wird er so angewendet: Anfangs drei bis fünf Minuten lang den warmen Luftstrahl über Schultern und Nacken hin- und herschwenken, aus einer Entfernung von etwa 30 Zentimetern und mit einer Temperatur, die als angenehm empfunden wird. Danach für fünf bis zehn Minuten die Temperatur erhöhen, so daß der Luftstrahl deutlich spürbar als heiß wahrzunehmen ist, ohne jedoch wehzutun; das ist zu erreichen, indem entweder der Fön eine Heizstufe höhergeschaltet oder sein Abstand zur Haut verringert wird.

Heiße Rolle: Dieses Hausmittel kann vor allem den Menschen helfen, die tagsüber in einer schlechten Körperhaltung gearbeitet haben und deshalb abends über Spannungskopfschmerz klagen. Sie vereint in sich die entspannende Wirkung sowohl von feuchter Wärme als auch von leichter Massage, erfordert allerdings die tätige Mithilfe eines Partners. Und so wird's gemacht: Fünf leichte, gleichgroße, etwa 40 Zentimeter breite Frotteetücher nacheinander spiralförmig aufrollen – zu einer Art Tüte, so daß oben eine nicht allzu weite trichterförmige Öffnung entsteht. In diesen Trichter einen Liter kochendes Wasser gießen (keine Angst vor einer Verbrühung, die Tücher saugen alles auf). Diese heiße Rolle mit sanftem Druck über die Muskulatur von Schultern und Nacken hin- und herrollen; ist das äußere Handtuch erkaltet, wird es abgewickelt und dieselbe Prozedur jeweils mit dem darunterliegenden, noch warmen Tuch fortgeführt; ist nur noch ein Handtuch übrig, wird es entfaltet und über Schultern und Nacken ausgebreitet, bis es ebenfalls kalt wird. Diese Anwendung dauert zehn bis 15 Minuten, auf sie folgt mindestens eine halbe Stunde Ruhe und danach wird der Behandelte sich deutlich besser fühlen.

Wasseranwendungen: Wie wechselwarme Fußbäder und Wassertreten den Kopf entlasten

Es ist für Betroffene zwar schwer vorstellbar, daß Wasseranwendungen an den Füßen die Schmerzen im Kopf lindern können. Kenner der Naturheilkunde aber erklären diese Wirkung so: Gezielte Reize von den unteren Gliedmaßen her haben über das Nervensystem eine regulierende Wirkung auf die Blutgefäße und die Muskulatur des Kopfes. Wer sich vom Nutzen dessen überzeugen will, der sollte eine Probe aufs Exempel machen, zum Beispiel mit dem Wechselfußbad.

Benötigt werden zwei Fußbadewannen oder ziemlich große Eimer, in denen das Wasser bis auf eine Handbreit unterhalb der Kniescheibe reicht. In das eine Behältnis wird warmes Wasser mit einer Temperatur von 38 Grad gefüllt, in das andere zwölf bis 18 Grad kühles Wasser. Beide Beine werden zugleich zunächst für drei bis fünf Minuten in das warme Wasser gehalten, danach acht bis zehn Sekunden kurz ins kalte getaucht. Dieser Wechsel wird dreimal wiederholt und im kalten Wasser beendet. Hinterher die Füße nicht abtrocknen, lediglich das Wasser von der Haut abstreifen; dicke Wollsocken anziehen und in ihnen durch die Wohnung laufen, um den Blutstrom in die Beine weiter anzuregen.

Die gleiche Wirkung ist einfacher zu erreichen, und zwar durch das Wassertreten. Dafür leitungskaltes Wasser in die Badewanne laufen lassen, bis es weit über die Hälfte der Waden reicht. Darin im sogenannten Storchenschritt hin- und hergehen, also bei jedem Schritt den Fuß ganz aus dem Wasser heben und ihn vorsichtig wieder eintauchen; längstens für eine Minute oder noch kürzer, falls krampfartige Schmerzen in den Beinen auftreten. Hinterher ebenso verfahren wie nach dem Wechselfußbad.

Die angenehmste Wasseranwendung ist zweifelsohne das warme Vollbad, auch gegen Kopfschmerzen. Wer bis zu den Ohrläppchen in 36 bis 38 Grad warmes Wasser eintaucht und es zehn bis 20 Minuten lang auf seinen Körper einwirken läßt, der erreicht, daß sich die Muskulatur von Schultern und Nacken entspannt und das Blut in die Haut abgeleitet wird. Verstärkt werden kann diese Wirkung noch durch spezielle Badezusätze mit Wirkstoffen aus Fichtennadeln und Rosmarin, welche die Durchblutung fördern, aus Baldrian und Hopfen, die beruhigend wirken, aus Arnika und Heublumen, denen zudem eine schmerzstillende Wirkung zugeschrieben wird.

Ob ein Aufenthalt in der Sauna gegen Kopfschmerzen von Nutzen ist, muß jeder Betroffene selbst herausfinden. Die diesbezügliche Wirkung vom »Heißluftbad mit Dampfluftstößen im Wechsel mit kaltem Wasser« (so lautet eine Definition der Sauna) ist nämlich nicht vorherzusagen. Dem einen kann es das Leiden erleichtern, beim anderen dagegen eine neue Attacke auslösen (das gilt insbesondere für Menschen mit Migräne). Wie für so viele andere Mittel und Methoden der Naturheilkunde und Erfahrungsmedizin gibt es auch über die Wirkung der Sauna gegen Kopfschmerzen keine kontrollierten Studien.

Heilpflanzen: Wie gut Pfefferminze und Baldrian zu gebrauchen sind

Dieses Rezept nutzen viele Menschen zur Selbsthilfe, sobald Kopfschmerzen einsetzen: Stirn und Schläfen großflächig mit Pfefferminzöl einreiben, besser noch ist, es leicht einzumassieren, aber dabei darauf zu achten, daß nichts davon in die Augen gelangt. Seine gute Wirkung wird immer wieder durch Erfahrung bestätigt, wenngleich es bis heute keine wissenschaftliche Erklärung dafür gibt. Eine der Theorien darüber besagt: Im Pfefferminzöl (und auch in Auszügen aus anderen Heilpflanzen) sind ätherische Öle enthalten; sie reizen bestimmte Nervenfasern, die normalerweise auf Kälte ansprechen, und können darüber Schmerzfasern im Bereich des Rückenmarks hemmen, so daß Schmerzimpulse nicht weitergeleitet und deshalb auch nicht vom Gehirn wahrgenommen werden können.

Um endlich Gewißheit zu erlangen, hat das Bundesgesundheitsministerium bei einer neurologischen Universitätsklinik eine Studie in Auftrag gegeben, die den klinischen Effekt von Pfefferminzöl untersuchen soll. Daß es diesen Effekt tatsächlich gibt, haben Doppelblindstudien bereits vorab bestätigt: Zehn Gramm Pfefferminzöl und Spuren von Eukalyptusöl, gelöst in 90 Gramm neunzigprozentigem Äthylalkohol (Ethanol), bewirkten nach äußerlicher Anwendung an Schläfen und Stirn bei den meisten Versuchspersonen eine »signifikante Verringerung der Schmerzempfindlichkeit«.

Ätherische Öle gehören auch zu den Wirkstoffen, die aus dem Wurzelstock des Baldrians gewonnen werden; andere sind die sogenannten Valepotriate. Gemeinsam sollen sie insbesondere Streß als Ursache von Kopfschmerz ausschalten können. Erste Studien haben einen Ansatzpunkt dafür in dem Bereich des Gehirns gefunden, der »Formatio reticularis« genannt wird. Hier sollen die natürlichen Substanzen aus dem Baldrian wie ein Filter wirken. Sie erreichen auf diese Weise, daß übermäßig starke Reize aus der Umwelt abgeschwächt werden und verhindern dadurch, daß dieser Streß sich schädigend auf den Kopf auswirkt. Unerwünschte Auswirkungen auf Leistungsfähigkeit, Konzentrations- und Reaktionsvermögen sind dabei nicht festgestellt worden.

Es gibt zwei Möglichkeiten, die Heilpflanze Baldrian zur Vorbeugung von streßbedingtem Kopfschmerz zu nutzen. Zum einen mit den standardisierten Präparaten, die es rezeptfrei in den Apotheken gibt; sie enthalten stets dieselbe Dosis an Wirkstoffen und sind deshalb sicherer in der Wirkung als selbstgesammelte Kräuter. Zum anderen auf die klassische Weise als Tee: Zwei Teelöffel zerkleinerte Baldrianwurzeln mit einem viertel Liter kaltem Wasser übergießen und mindestens zwölf Stunden stehenlassen; davon regelmäßig zwei- bis dreimal täglich eine Tasse trinken.

Und außerdem: Wie hilfreich Massage und Akupressur sein können

So mancher Betroffene tut das fast automatisch, sobald wieder einmal Kopfschmerzen einsetzen: Er massiert seine Schläfen – leider zumeist nicht richtig und auch nicht lange genug. Damit die entspannende Wirkung dieser Selbstmassage schmerzlindernd wirken kann, sollte sie folgendermaßen praktiziert werden: Jeweils mit den Spitzen von Zeige- und Mittelfinger mit kreisenden Bewegungen die Schläfen unter leichtem Druck massieren, und zwar mindestens fünf Minuten lang. Es gibt noch eine andere, erweiterte Version dieser Massage: Zunächst die Handballen leicht gegen die Schläfen pressen und sie ebenso massieren wie mit den Fingerspitzen; dann den Kopf so umfassen, daß Zeige- und Mittelfinger bis zur Stirn reichen und die Daumen am Hinterkopf ansetzen, mit ihnen die Haut an diesen Stellen zugleich massieren.

Lockerungsübungen sind dazu bestimmt, die Muskeln von Nacken und Schultern zu entspannen, wodurch ebenfalls der Spannungskopfschmerz gelindert werden kann. Eine Möglichkeit dazu ist diese:

1. Beide Arme in den Schultergelenken jeweils fünfmal nach vorn und fünfmal nach hinten rollen.

2. Beide Arme horizontal zur Seite strecken und sie jeweils fünfmal nach vorn und fünfmal nach hinten kreisen lassen.

3. Mit dem Kopf jeweils fünfmal rechtsherum und fünfmal linksherum kreisen.

4. Mit leicht gespreizten Beinen und durchgedrückten Knien hinstellen und den Oberkörper weit nach unten fallenlassen, ebenfalls fünfmal.

Akupressur ist eine Art Druckmassage, die aus der altchinesischen Akupunktur abgeleitet worden ist. Sie macht sich zwar die Akupunkturpunkte zunutze und soll ebenso wie diese durch den Ausgleich eines gestörten Energieflusses heilsam wirken. Sie wird aber nicht mit Nadelstichen, sondern mit den Fingerspitzen ausgeführt – indem diese mit kreisenden, nicht allzu kräftigen Bewegungen auf den Punkt gepreßt werden. Die Zeit für die Behandlung hängt vom Einzelfall ab. Es kann zwischen 30 Sekunden und zehn Minuten dauern, bis sie Wirkung zeigt, denn die Menschen reagieren recht unterschiedlich auf Akupressur. Sie sollte ein- bis zweimal täglich, bei Bedarf noch häufiger durchgeführt werden.

Es gibt verschiedene Punkte für die Akupressur gegen Kopfschmerzen. Sie sind nicht nur am Kopf, sondern auch an Händen und Beinen lokalisiert. Stellvertretend für viele hier zwei:

»Hsi-san« heißen Beruhigungspunkte, die links und rechts an der Schläfe liegen, jeweils etwa einen Fingerbreit vom Ende der Augenbraue entfernt. Beide sind stets gleichzeitig zu behandeln und die Augen dabei zu schließen. Über sie sollen vor allem Kopfschmerzen, die hinter der Stirn sitzen, zu lindern sein.

»Fen-chi« sind Spezialpunkte im Nacken beiderseits der

Halswirbelsäule, gleich unter dem Schädelknochen. Wird auf beide gleichzeitig ein Druck ausgeübt, sollen sich insbesondere Schmerzen im Hinterkopf bessern.

Abschließend dazu eine einschränkende Anmerkung: Diese Beschreibung allein genügt nicht für die Selbsthilfe gegen Kopfschmerzen. Wer die Akupressur anwenden will, der sollte diese Methode zuvor unter fach- und sachgerechter Anleitung erlernen; Möglichkeiten dafür bieten vor allem Gesundheitszentren in großen Städten.

2 Selbsthilfe gegen Migräne

Vorbeugung: Wie Auslöser gemieden und Attacken verhindert werden können

Migräne ist zwar nicht zu heilen, aber ihre Attacken können verhindert oder gelindert werden; denn ihre Auslöser sind sehr verschiedene Einwirkungen – und es ist durchaus möglich, diese sogenannten Triggerfaktoren zu meiden.

Voraussetzung für diese Maßnahme ist natürlich die Bereitschaft, selbst etwas gegen die Migräne zu tun. Das beginnt und beweist sich mit dem regelmäßigen Führen eines Kopfschmerz-Kalenders und eines Kopfschmerz-Tagebuches (mehr darüber im fünften Kapitel). Wer das tut, dem gelingt es eher und leichter, Zusammenhänge zwischen den verschiedenen Auslösern und einer neuerlichen Attacke zu erkennen. Es erfordert auch Konsequenz und Geduld, um die erkannten Triggerfaktoren künftig zu meiden. Wer das tut, der wird nach einiger Zeit eine erhebliche Besserung seines Befindens feststellen, die Kopfschmerzen und begleitenden Beschwerden können entweder ganz ausbleiben oder werden zumindest seltener auftreten und schwächer sein.

Weil das Entstehen einer Migräne in der Regel nicht auf einen einzigen Auslöser zurückzuführen ist, sondern stets mehrere Triggerfaktoren daran beteiligt sind, besteht auch das folgende Programm zur Vorbeugung aus mehreren Punkten; aus ihnen sollte jeder Patient diejenigen auswählen, die in seinem Fall zutreffen.

Streß: Wie man ihn am besten vermeiden und bewältigen kann

Übermäßige oder andauernde Belastungen durch Streß gelten als die häufigsten und bedeutsamsten Auslöser der Migräne. Die Anfälle beginnen jedoch nicht bereits dann, wenn der Streß noch andauert (wie beim Spannungskopfschmerz), sondern erst, wenn er schon vorüber ist; beispielsweise nach einem Examen oder nach einer Sitzung, zu Beginn des Urlaubs oder am Sonnabend – womit ein Auslöser der berüchtigten »Wochenend-Migräne« genannt ist.

Wer den Streß als Auslöser bewältigen kann, der vermag die Attacken der Migräne als seine Folgen zu verhindern. Das beste Mittel für diese Vorbeugung ist eine tiefgreifende Entspannung, und eine wirklich gute Methode zu diesem Zweck ist die Progressive Muskelentspannung nach Jacobson, die ich bereits beschrieben habe (siehe viertes Kapitel). Wer sie (noch) nicht beherrscht, der sollte zumindest wissen, wie man akuten Streß erträglicher machen und ihn als Triggerfaktor abschwächen kann. Die folgenden Empfehlungen sind jederzeit und überall in die Tat umzusetzen, zu Hause ebenso wie bei der Arbeit.

Körperliche Belastung, weil bei Muskelarbeit die Streßhormone schneller abgebaut werden. Zehn bis 20 Kniebeugen schnell hintereinander machen oder zügig drei, vier Treppen steigen, Laufen auf der Stelle oder schnelles

Gehen im Freien mit regelmäßiger, tiefer Atmung – jeweils drei Schritte lang ausatmen und zwei Schritte lang einatmen.

Beruhigende Atemübungen, zum Beispiel das »Atmen nach der Sechser-Regel«. Sechs Sekunden lang bei geschlossenem Mund durch die Nase tief einatmen und den Bauch weit vorwölben; sechs Sekunden lang die Luft anhalten; sechs Sekunden lang gegen den Widerstand der halbgeschlossenen Lippen gleichmäßig durch den Mund ausatmen und dabei den Bauch möglichst weit einziehen; diese Atemübungen so lange wiederholen, bis die innere Anspannung spürbar nachgelassen hat.

Offene Aussprache mit dem Partner oder einem Freund oder einer anderen vertrauenswürdigen Person. Wer sich »alles von der Seele redet« oder »einmal ordentlich Dampf abläßt«, der wird sich hinterher erleichtert und entspannter fühlen. Bei diesem Gespräch sollten auch Gefühle nicht unterdrückt, sondern offen gezeigt werden. Wem »zum Heulen elend« ist, der sollte auch weinen; Tränen helfen erwiesenermaßen, belastenden Streß abzubauen und das innere Gleichgewicht wiederherzustellen.

Kleine Tricks nutzen, die von großer Wirkung gegen Streß sein können. Beispielsweise diese:

Beide Arme bis zur Mitte der Oberarme solange in kaltes Wasser tauchen, bis es in der Haut prickelt, oder kaltes Wasser mindestens eine Minute lang über die Pulsadern laufen lassen und hinterher das Gesicht kalt waschen.

Die Musik hören, die man besonders gern mag, oder ein Videoband einlegen bzw. einen Film ansehen, bei dem man lachen muß; selbst wenn einem anfangs nicht danach zumute ist, stellt sich bald wieder bessere Laune ein und der Streß vergeht wie von selbst.

114

Noch simpler und dennoch hilfreich ist die »Lächel-Therapie«, die ich gerne empfehle: Ganz einfach lächeln, sich gewissermaßen selbst zulächeln! Dadurch wird nicht nur oberflächlich der Gesichtsausdruck verändert, sondern diese Mimik wirkt sich von außen tiefgreifend nach innen auf die Psyche aus und verschafft so gute Stimmung.

Besser, als bereits bestehenden Streß zu bewältigen, ist es natürlich, ihn von vornherein zu vermeiden. Das ist zwar nicht jedem Menschen in vollem Umfang möglich, wohl aber zu einem großen Teil. Denn Streß ist auch selbstgemacht, selbst der bei der Arbeit. Er kann deshalb vermindert werden, wenn man sich Mühe gibt und bereit ist, sein Verhalten in dieser Beziehung zu ändern. Das ist oftmals gar nicht so schwer, wie man meint, wenn man die folgenden Ratschläge im Büro bzw. im Betrieb und im Arbeitsablauf verwirklicht.

Schwierige Arbeiten als erste erledigen. Die beste Zeit dafür ist der Vormittag, gegen 11 Uhr ist die geistige und körperliche Leistungsfähigkeit am größten. Am Nachmittag das tun, was einem leichter von der Hand geht.

Keine Arbeiten liegenlassen und vor sich herschieben. Je länger man das tut, desto belastender wird allein der Gedanke daran und desto mehr Mühe macht es später, das Pensum doch noch zu bewältigen.

Sich auf eine Arbeit konzentrieren. Keine unnötigen Papiere bzw. überflüssigen Materialien anhäufen, weil diese immer wieder daran erinnern, wieviel noch zu tun ist.

Das eigene Können zum Maßstab machen. Nicht jeder hat dieselben Fähigkeiten und Kapazitäten, und nicht jeder hält demselben Streß stand wie der andere, doch jeder sollte seine diesbezüglichen Grenzen kennen und diese nicht überschreiten. Dazu gehört es unbedingt, »Nein« sagen zu können, wenn es um immer mehr Arbeit oder um Dinge geht, die man gar nicht gern macht. Wer das nicht tut, der wird leicht zum Abladeplatz der Kollegen und zum Opfer von unnötigem Streß.

Pausen machen. Nach der Anspannung bei der Arbeit müssen Psyche und Körper in regelmäßigen Abständen eine Gelegenheit zum Entspannen und Erholen haben. Dazu gehört die Mittagspause mit einem kurzen Spaziergang oder womöglich einem kleinen Nickerchen ebenso wie die Freizeit am Abend und am Wochenende, die wirklich frei von Arbeit und für die Familie oder ein Hobby reserviert sein sollte, und vor allem der Jahresurlaub, aus dem man jedoch nicht erst am Abend zuvor, sondern bereits einige Tage vor Arbeitsbeginn zurückkehren sollte, um den Alltag wieder ganz in Ruhe anzugehen.

Bei der Vorbeugung gegen Migräne kommt es sehr darauf an, den chronischen Streß zu beseitigen, der von falschen Einstellungen, unnötigen Ängsten, ungelösten Konflikten ausgeht und der immer wieder Attacken auslösen kann. Falsche Einstellungen können allzu hohe Anforderungen an sich selbst oder mangelndes Selbstvertrauen sein; zu den unnötigen Ängsten gehören die Furcht, zu versagen oder unangenehm aufzufallen; ungelöste Konflikte resultieren unter anderem aus Problemen in der Ehe und am Arbeitsplatz, aus Doppelbelastung durch Haushalt und Beruf.

Patentrezepte zur Selbsthilfe dagegen gibt es nicht. Manchen Betroffenen gelingt es allein, diese Lebensumstände im positiven Sinne zu ändern. Hilfreich dabei kann eine Art Zwischenbilanz sein, für die man sich selbst Fragen stellt wie »Was für ein Mensch bin ich?«, »Welche Stärken und welche Schwächen habe ich?«, »Wie zufrieden bin ich?« und aus den ehrlichen Antworten darauf die richtigen Schlüsse zieht. Andere Patienten benötigen die Hilfe ihres Arztes oder eines Psychologen. In ausführlichen Gesprächen wird es ihnen ermöglicht, die individuellen Streßfaktoren zu erkennen und sie als Auslöser der Migräne abzubauen.

Lebensführung: Warum ein Gleichmaß so gesund ist

Wohl jeder Patient hat die schmerzliche Erfahrung machen müssen, daß Abweichungen vom gewohnten Tageslauf die Migräne auslösen können. So kann sowohl zuwenig Schlaf nach einem ausgedehnten Abend als auch das längere Ausschlafen am Wochenende mit einer neuerlichen Attacke quittiert werden. Dadurch bedingt kommt es nämlich zu einer plötzlichen Veränderung der normalen Aktivität im Gehirn und darüber zu den Kopfschmerzen samt ihren Begleiterscheinungen. Wer dieselbe Folge von ähnlichen Ursachen verhindern will, der muß deshalb ein möglichst gleichmäßiges Leben führen. Dazu gehören:
Ein gleichmäßiger Schlaf-Wach-Rhythmus. An jedem Abend zur selben Zeit zu Bett gehen und morgens auch wieder pünktlich aufstehen – selbst am Sonnabend und am Sonntag. Denn, wie wir im zweiten Kapitel gesehen haben, der plötzliche Wegfall von Belastung kann gerade am Wochenende in manchen Fällen einen Migräneanfall hervorrufen.
Regelmäßige Essenszeiten. Zur selben Tageszeit die

Mahlzeiten einnehmen – am Sonnabend und am Sonntag ebensoviel Kaffee trinken wie während der Arbeitszeit, weil anderenfalls der Entzug von Koffein eine Wochenend-Migräne auslösen könnte. Und noch etwas: Fünf bis sechs kleinere Portionen über den Tag verteilt sind für manche Patienten mit Migräne bekömmlicher als drei große Mahlzeiten; möglicherweise deshalb, weil dadurch ein allzu tiefer Abfall des Blutzuckerspiegels verhindert wird, der ebenfalls einen Anfall auslösen kann.

Regelmäßige Arbeitszeiten. Möglichst stets zur selben Stunde morgens anfangen und abends Feierabend machen; in dem Stundenplan unbedingt Zeit für regelmäßige Pausen lassen und abends ein Hobby pflegen oder einer anderen sinnvollen Beschäftigung nachgehen, damit nicht das plötzliche Nichtstun zum Auslöser wird.

Auslösefaktoren: Welche am häufigsten und welche am gefährlichsten sind

Als amerikanische Patienten mit Migräne nach Auslösern befragt wurden, antworteten die meisten (in dieser Reihenfolge): Streß, Wetterumschwung, Hunger, gleißendes Licht. Deutsche Ärzte haben eine eigene Liste zusammengestellt, die außer diesen und anderen von mir bereits genannten Triggerfaktoren viele weitere enthält, wie körperliche Überanstrengung, geistige Erschöpfung, gefühlsmäßige Belastungen (u. a. durch Aufregung, Rührung, Trauer), Sauna oder heißes Baden, Hitze oder Kälte, intensive Gerüche (vor allem Tabakrauch und Speisendunst), dröhnende Musik und anderer Lärm, gewisse Alkoholika, bestimmte Nahrungsmittel.

Grundsätzlich gilt für alle dasselbe: Sind die Auslöser

erkannt, sollten sie gemieden werden – sofern und soweit das möglich ist. Auf einige möchte ich im folgenden näher eingehen.

Nahrungsmittel werden als Triggerfaktoren von vielen Patienten überschätzt. Höchstens bei etwa jedem zehnten können sie gelegentlich eine Attacke auslösen. Am häufigsten ist die unerwünschte Nebenwirkung von bestimmten Käsesorten (beispielsweise Brie und Camembert), Schokolade, sehr fetten Speisen und Zitrusfrüchten nachgewiesen worden, seltener von Tomaten und Zwiebeln. Es handelt sich dabei nicht etwa um eine allergische Reaktion, sondern um eine biochemische Folgewirkung. Bei den Käsesorten und der Schokolade sind vermutlich Inhaltsstoffe wie Tyramin und Phenyläthylamin die eigentlichen Auslöser. Die logische Konsequenz daraus: Derart unverträgliche Nahrungsmittel werden vom Speisezettel gestrichen. Auf den Tisch gehören reichlich Obst, Gemüse, Salate und andere pflanzliche Nahrungsmittel, mit denen genügend Vitamine und ausreichend Mineralstoffe sowie mehr unverdauliche Ballaststoffe aufgenommen werden, weniger Zucker und weniger Salz, nicht so viel Fleisch, statt dessen mehr Fisch.

Alkoholische Getränke können relativ häufig Attacken der Migräne provozieren, bis zu 70 Prozent der Patienten nannten sie als Auslöser. Zum einen ist das auf ihren Alkoholgehalt zurückzuführen; sinkt am Morgen danach der Promillespiegel, setzen bei den Betroffenen die Kopfschmerzen ein – und das ist nicht nur ein Kater, sondern eine echte Migräne. Zum anderen sind sie durch bestimmte Zusatzstoffe in den Getränken bedingt. In dieser Hinsicht sind Bier und Schnaps verträglicher als Rotwein, der bekannteste Triggerfaktor dieser Art. Die Auslöser in ihm sind Farbstoffe aus den Weintrauben, sogenannte

Flavonoide, von denen er sehr viel mehr enthält als Weißwein, der deshalb auch weniger halbseitige Kopfschmerzen macht. Wer derart empfindlich reagiert, der sollte zumindest den Rotwein meiden und ohnehin wenig Alkohol trinken.

Wettereinwirkungen als Triggerfaktoren der Migräne sind höchst umstritten. Während etwa jeder zweite Patient behauptet, daß er auf einen Wetterumschwung, etwa durch ein herannahendes Tiefdruckgebiet, mit einer Attacke reagiert, mangelt es den Ärzten an Beweisen dafür; lediglich für Süddeutschland lassen sie einen Zusammenhang zwischen dem warmen Fallwind bei Föhn und dem leicht vermehrten Auftreten von Migräne gelten. Wie dem auch sei – wer wetterfühlig ist, der kann selbst einiges tun, um widerstandsfähiger gegen das Wechselspiel von Wind und Wolken zu werden und womöglich auch gegen die Attacken der Migräne:

Ausreichend schlafen; stets so früh ins Bett gehen, daß man sich am nächsten Morgen ausgeschlafen fühlt.

Wenig, am besten gar keinen Alkohol trinken und möglichst auch keine Zigaretten rauchen, weil diese Genußmittel Herz und Kreislauf zusätzlich belasten.

Leichte Kost mit wenig Fett und Fleisch bevorzugen und einmal in der Woche einen Saft- oder Reistag einlegen.

Den Körper abhärten – mit Wechselduschen oder Wassertreten (wie das gemacht wird, ist im vierten Kapitel nachzulesen).

Streß vermeiden bzw. bewältigen – siehe ebenfalls Kapitel vier.

Bewegung: Wie man der Migräne davonlaufen kann

Übermäßige körperliche Belastungen bei der Arbeit oder bei hartem Kampfsport können zu Auslösern der Migräne werden. Regelmäßig betriebener Ausdauersport ist dagegen ein bewährtes Mittel zur Vorbeugung.

Besonders zu empfehlen sind Radfahren, Schwimmen, Laufen – es muß nicht unbedingt Jogging sein, bereits Spazierengehen mit flottem Schritt zeitigt dieselbe gute Wirkung. Rudern und Skilanglauf tun das zwar auch, sind aber nicht immer und überall auszuführen. Wer auf diese angenehme Weise gegen seine Migräne angehen und darüber hinaus noch viel Gutes für seine Gesundheit tun will, der sollte drei Punkte berücksichtigen.

Erstens: Regelmäßig trainieren; am besten tagtäglich, mindestens jedoch in jeder Woche drei- bis viermal, und zwar jeweils 20 bis 30 Minuten lang.

Zweitens: Den Körper genügend belasten, ohne ihn zu überfordern. Als Faustregel dafür gilt: 180 minus Lebensalter in Jahren = Pulszahl im Training; bei einem 40 Jahre alten Menschen sollte demzufolge das Herz beim Sport nicht mehr als 140 Schläge in der Minute tun.

Drittens: Vorher zum Arzt gehen, falls man älter als 35 Jahre ist oder seit langem nicht mehr trainiert hat; nur mit einer gründlichen Untersuchung ist zu klären, ob Herz und Kreislauf und auch die Gelenke die zusätzliche Belastung durch sportliche Betätigung ohne Schaden ertragen.

Schmerzbewältigung:
Was Migräne erträglicher macht

Trotz aller guten Möglichkeiten zur Vorbeugung bleibt vielen Patienten die Migräne nicht dauerhaft erspart. Es kommt bei ihnen immer wieder einmal zu Attacken. Sie sollten deshalb wissen, wie sie mit den Schmerzen am besten umgehen können.

Viele der Betroffenen tun bei starken Beschwerden intuitiv das richtige. Sie wenden schmerzstillende Medikamente an und ziehen sich von anderen Menschen zurück, falls möglich in einen ruhigen, abgedunkelten Raum. Diese Reizabschirmung erspart ihnen Lärm und Licht und andere Sinneseindrücke, die als schmerzverstärkend empfunden werden. Spätestens jetzt ist es für sie auch an der Zeit, ein Verfahren zur Entspannung anzuwenden, zum Beispiel die Progressive Muskelentspannung nach Jacobson (wie diese auszuführen ist, habe ich im vierten Kapitel beschrieben). Können sie auch noch eine Nacht darüber schlafen, werden sie wahrscheinlich am nächsten Morgen mit einem klaren Kopf erwachen.

Und was können die anderen Betroffenen tun, die trotz Migräne weiterhin bei der Arbeit oder im Haushalt tätig sein müssen? Ebenfalls Arzneimittel gegen die Schmerzen anwenden und Verfahren zur Entspannung nutzen. Darüber hinaus gibt es mehrere kleine Psycho-Tricks, mit deren Hilfe eine Attacke leichter zu ertragen ist, und zwar:

Ablenkung, indem die Aufmerksamkeit gezielt auf andere Dinge gelenkt und dadurch die Wahrnehmung der Schmerzen in den Hintergrund gedrängt wird; etwa indem man einen Punkt in der Umgebung oder ein Bild besonders genau betrachtet und indem man die Gedanken auf schöne Musik oder ein spannendes Buch konzentriert.

Visualisation, indem man vor dem geistigen Auge eine besonders angenehme Situation oder eine sehr schöne Landschaft erscheinen läßt; beispielsweise das blaue Meer, den weißen Strand, die strahlende Sonne, den kleinen Flirt aus dem letzten Urlaub.

Schmerzfokussierung, indem man den Schmerz nicht verdrängt, sondern ganz im Gegenteil die Aufmerksamkeit bewußt auf ihn lenkt, ihm Größe, Form, Farbe gibt und diese willentlich zum eigenen Nutzen verändert; das kann geschehen, indem man sich den Schmerz als eine große rote Kugel vorstellt, die man allmählich schrumpfen läßt, oder als eine Gasflamme, die man immer weiter zurückschraubt, bis sie ganz erloschen ist.

Positive Selbstinstruktionen, die man an die Stelle einer negativen Einstellung setzt; wer zu Beginn einer neuerlichen Attacke nicht länger fatalistisch denkt »Die Schmerzen werden wieder nicht auszuhalten sein und mir auch diesen Tag verderben«, sondern den festen Vorsatz faßt »Ich habe zwar wieder Schmerzen, aber ich werde sie besser ertragen als zuvor«, der wird erstaunt feststellen können, daß es tatsächlich so kommt, wie er es gedacht hat. Auch diese Wirkung beruht auf dem wohltuenden Gefühl, die Migräne nicht länger ängstlich und hilflos ertragen zu müssen, sondern selbst aktiv dagegen angehen zu können.

Wer wieder einmal unter Migräne zu leiden hat, der wird sich vielleicht der Vielzahl von Hausmitteln erinnern, die seit Generationen weitergegeben werden. Sie alle haben eines gemeinsam: Sie schaden zwar nicht, solange ihre Anwendung nicht übertrieben wird, aber auf ihre Wirkung ist nicht unbedingt Verlaß. Daß Hausmittel dennoch dem einen oder anderen Patienten hilfreich sind, ist vor allem auf die sogenannte Placebowirkung zurückzuführen. Das bedeutet, vereinfacht gesagt: Der Glaube an eine Wirkung läßt eine Wirkung zustande kommen, unter anderem, indem mehr von den körpereigenen, schmerzstillenden Endorphinen ausgeschüttet werden. Anders verhält es sich mit Methoden der physikalischen Therapie, die auf Einwirkung von Kälte oder Wärme und Massage beruhen. Für die meisten von ihnen fehlen zwar ebenfalls wissenschaftliche Beweise, aber für ihre Wirkung gibt es ernstzunehmende Anhaltspunkte. Aus beiden Bereichen eine kleine Auswahl von Rezepten zur Selbsthilfe.

Eine Tasse starken Kaffee mit dem Saft einer halben Zitrone trinken (falls der in Mitleidenschaft gezogene Magen das überhaupt aushält). Der mögliche Nutzen könnte dem Koffein zu verdanken sein, das selbst eine schmerzstillende Wirkung hat und erwiesenermaßen die Wirkung von schmerzstillenden Arzneistoffen erheblich verstärkt (mehr darüber im nächsten Kapitel).

Kälte auf die schmerzende Seite des Kopfes einwirken lassen, entweder mit einer Kältepackung (siehe viertes Kapitel) oder mit dieser Kältemassage: Wasser in einen kleinen Joghurtbecher füllen und es im Tiefkühlfach gefrieren lassen; bei Bedarf den Eisblock herausholen, ihn an der einen Seite mit einem Handtuch festhalten und mit seiner anderen Seite den schmerzenden Bereich massieren, jeweils nur einige Minuten lang und zwischendurch immer wieder eine ebenso lange Pause machen.

Ein heißes Fußbad nehmen, dessen »ableitende Wirkung« (siehe viertes Kapitel) durch Zusatz von Senfmehl noch verstärkt werden kann: Drei bis vier Eßlöffel der zermahlenen Senfkörner erst in bis zu 60 Grad heißem Wasser anrühren, und diesen Brei dann in das 37 bis 40 Grad warme Fußbad geben; die Füße so lange hineinstellen, bis sie ganz rot sind oder es nicht mehr auszuhalten ist, und sie hinterher warm abspülen; wer eine Venenentzündung oder Krampfadern hat, für den ist dieses Senfmehl-Fußbad verboten.

Rückatmung als eine relativ neue Methode für besondere Fälle: Sobald die Schmerzen einsetzen, eine kleine Plastiktüte vor den Mund halten, mehrere Minuten lang in sie hinein ausatmen und aus ihr auch wieder einatmen. Auf diese Weise können sich vor allem die Patienten selbst helfen, bei denen die Attacke durch Aufregung oder Überanstrengung ausgelöst wird. Dieser Streß führt zu einer beschleunigten oder vertieften Atmung (Hyperventilation); die Folge ist ein Absinken des Kohlendioxiddrucks und ein Ansteigen des sogenannten pH-Wertes im Blut; das wiederum kann zu Verkrampfungen von Blutgefäßen führen und darüber die Migräne auslösen. Die Rückatmung beseitigt diese Ursache auf natürliche Weise: Mit der verbrauchten Luft aus der Plastiktüte wird mehr Kohlendioxid als sonst eingeatmet und dadurch im Blut wieder ein normaler Zustand der dort gelösten Gase hergestellt. Erste klinische Untersuchungen haben diese Wirkung im wesentlichen bestätigen können.

V   Selbsthilfe mit Medikamenten

Die Millionen Menschen, die nur gelegentlich Kopfschmerzen haben, tun in der Regel dasselbe. Sie gehen
deswegen nicht gleich zum Arzt, sondern in die Apotheke
und kaufen sich Schmerztabletten. Das bestätigt die Bundesregierung ganz offiziell mit Daten aus dem Jahre 1992:
Für die Selbstmedikation werden von den Betroffenen
etwa dreimal mehr Analgetika erworben, als von den
Ärzten auf Rezept verordnet.

Im Prinzip ist nichts dagegen einzuwenden. Die Tabletten
erfüllen den Zweck, für den sie bestimmt sind. Nach
einiger Zeit sind die Kopfschmerzen vergangen, das
Wohlbefinden und die Leistungsfähigkeit wiederherge-
stellt. Und außerdem: Würden die Millionen Menschen,
die gelegentlich Kopfschmerzen haben, allein deswegen
zum Arzt gehen, würde das nicht nur sie viel Zeit kosten,
sondern die Krankenkassen sehr viel Geld – mindestens
zwei Milliarden Mark, schätzen Experten.

Im Detail jedoch ist stets ein Grundsatz zu bedenken:
Schmerzmittel müssen bestimmungsgemäß angewendet
werden. Bei den rezeptfreien Schmerzmitteln ist es
besonders wichtig, daß sowohl die Hinweise auf der
Packungsbeilage beachtet werden als auch die Einschrän-
kung, daß sie nur für den gelegentlichen Gebrauch bestimmt sind.

Was aber ist ein gelegentlicher Gebrauch? Zwei- bis dreimal täglich jeweils höchstens zwei Tabletten, längstens für drei bis vier Tage. Sollten Kopfschmerzen häufiger auftreten, muß ein Arzt konsultiert werden, damit eine Diagnose gestellt, das geeignete Arzneimittel ausgewählt und die Therapie auch überwacht wird. Wer sich an diese Bestimmung hält, der ist auf der sicheren Seite.

Wer sich wegen gelegentlicher Kopfschmerzen aus der Apotheke ein rezeptfreies Schmerzmittel holen will, der hat die Wahl zwischen Monopräparaten mit nur einem Wirkstoff und Kombinationspräparaten, die mehrere Wirkstoffe enthalten. Beide werden etwa gleich häufig angewendet, belegen die Daten der Bundesregierung aus dem Jahre 1992. Obgleich der relative Anteil der Kombinationspräparate am Verkauf insgesamt etwas zurückgegangen ist, wird nach wie vor eines von ihnen am häufigsten verlangt: »Thomapyrin«, das aus Acetylsalicylsäure, Paracetamol, Coffein besteht.

Kombinationspräparate sind eigentlich eine gute Sache. Mit einer jeweils niedrigen Dosis der Wirkstoffe erreichen sie eine gleich gute oder bessere Wirkung gegen Schmerzen bei einem unveränderten oder geringeren Risiko an unerwünschten Wirkungen, zudem tritt ihre schmerzstillende Wirkung schneller ein und es ist mehr Verlaß auf sie. Es gibt eine Vielzahl wissenschaftlicher Untersuchungen, die das belegen. Auf alle einzeln einzugehen, würde den Rahmen dieses Buches sprengen; wer sich ausführlicher informieren will, der sei auf die Arbeiten hingewiesen, die im Literaturverzeichnis aufgeführt sind.

Kombinationspräparate sind allerdings umstritten, in Deutschland offensichtlich mehr als sonst auf der Welt. Ihnen wird vor allem vorgeworfen, daß sie zu Abhängigkeit führen und die Nieren schädigen können. Statt Argumente und Beweise anzuführen, werden allzu oft Vermutungen und Verdächtigungen geäußert, und die Diskussion wird als eine Art Glaubenskrieg geführt. Die Leidtragenden sind die Millionen Menschen, die gelegentlich Kopfschmerzen haben. Sie sind verunsichert, ob sie die richtige Wahl treffen, und verängstigt, weil sie mehr unerwünschte Wirkungen befürchten. Was ihnen fehlt, das sind Fakten, um sich ein eigenes Urteil bilden zu können. Und die möchte ich hiermit zur Verfügung stellen, am Beispiel des in Deutschland am häufigsten angewendeten Schmerzmittels. Zuerst werde ich seine drei Wirkstoffe einzeln vorstellen, dann ihre Wirkung in der Kombination erklären und auf deren Problematik eingehen, zu guter Letzt grundsätzliche Empfehlungen für den richtigen Umgang mit Schmerzmitteln geben.

1 Die einzelnen Wirkstoffe: Jeder ist gut für sich

Die Acetylsalicylsäure ist den meisten Menschen besser bekannt unter dem Namen, unter dem sie im Jahre 1899 zum Patent angemeldet worden ist: Aspirin. Entwickelt hat sie der deutsche Chemiker Felix Hoffmann, und zwar seinem Vater zuliebe. Dieser mußte gegen Schmerzen wegen Gelenkrheumatismus das damals gebräuchliche Natriumsalicylat einnehmen. Es schmeckte schrecklich, führte zu Brechreiz, reizte sehr die Schleimhäute von Mund und Magen. Um den Arzneistoff verträglicher zu machen, veränderte der Sohn die chemische Struktur der Salicylsäure – und schuf damit das klassische Schmerzmittel.

Acetylsalicylsäure ist für die Behandlung von leichten bis mäßig starken Schmerzen und Fieber bestimmt. Sie wirkt sowohl schmerzstillend (analgetisch) und fiebersenkend (antipyretisch) als auch entzündungshemmend (antiphlogistisch). Diese Wirkungen sind zwar seit fast einem Jahrhundert bekannt und anerkannt, aber ihr Mechanismus ist noch immer nicht vollständig aufgeklärt.

Gesichert ist, daß Acetylsalicylsäure die Bildung von Prostaglandinen hemmt. Das sind sogenannte Gewebshormone, die praktisch überall im Körper vorkommen und die eine Vielzahl von Funktionen erfüllen. Unter anderem sorgen sie im Magen für die schützende Schleimschicht und in den Nieren für eine verstärkte Durchblutung; bei Schmerz sensibilisieren sie die freien Nervenendigungen, die ihn wahrnehmen und weitermelden, und bei Entzündung verursachen sie die typischen Symptome Rötung (Rubor), Wärme (Calor), Schwellung (Tumor), Schmerz (Dolor).

Allein damit wurden lange Zeit die hilfreichen Wirkungen der Acetylsalicylsäure erklärt – und auch ihre unerwünschten Wirkungen. Weil sie bewirkt, daß weniger Prostaglandine entstehen, werden von den speziellen Empfängern (Rezeptoren) im Körper weniger Impulse aufgenommen und weitergeleitet, so daß vom Gehirn auch der Schmerz weniger stark empfunden wird. Weil weniger von den Prostaglandinen vorhanden sind, ist allerdings auch die Schleimhaut im Magen nicht mehr so gut geschützt, und es kann bereits bei geringer Dosierung zu unangenehmen Reizungen und geringfügigen Blutungen daraus kommen. Für einen ansonsten Gesunden ist das zwar kaum von Belang, aber magenempfindliche Menschen und Patienten mit Magen-Darm-Geschwüren sollten deshalb keine Acetylsalicylsäure anwenden.

Eine weitere mögliche Nebenwirkung sind unerwünschte Blutungen schlechthin. Wenn weniger Prostaglandine gebildet werden, ist nämlich auch die Funktion der Blutplättchen (Thrombozyten) und als Folge dessen die Blutgerinnung gehemmt. Aus diesem Nachteil bei der Behandlung von Schmerzen ist ein großer Vorteil zur Vorbeugung vom Herzinfarkt geworden: Wird regelmäßig etwas Acetylsalicylsäure eingenommen, verhindert sie Blutgerinnsel (Thrombosen) auch in den Arterien des Herzmuskels und vermindert so das Risiko eines Infarktes oder eines Re-Infarktes.

Eine blutgerinnungshemmende Wirkung hat Acetylsalicylsäure allerdings auch im Blut des ungeborenen Kindes, falls eine schwangere Frau sie gegen Schmerzen anwendet. Das ist ein Grund dafür, warum dieser Wirkstoff im letzten Drittel einer Schwangerschaft nicht angewendet werden darf. Ein weiterer: Er kann den Termin der Geburt hinauszögern und den Ablauf der Entbindung verlängern, was ebenfalls durch seine Wirkung auf die sogenannte Prostaglandinsynthese zurückzuführen ist.

Acetylsalicylsäure wirkt sehr wahrscheinlich noch an anderen Orten und auf andere Weise gegen Schmerzen. Neuere Versuche bestätigen die Vermutung, daß sie auch eine zentrale Wirkung hat, also im Gehirn die Empfindung von Schmerzen hemmt. So konnte durch Messung der elektrischen Aktivität des Gehirns mit dem Elektroenzephalogramm (EEG) nachgewiesen werden, daß bestimmte Bereiche der Großhirnrinde weniger empfindlich auf Schmerzreize aus dem Körper reagierten, wenn die Versuchspersonen zuvor Acetylsalicylsäure eingenommen hatten.

Das Paracetamol hat ebenfalls eine gute schmerzlindernde und fiebersenkende Wirkung, gegen Entzündungen jedoch ist es nicht nennenswert wirksam. Seine Wirkungsweise ist ebenfalls noch nicht eindeutig geklärt. Angenommen wird, daß es, ähnlich wie die Acetylsalicylsäure, auch die Bildung von Prostaglandinen hemmt; sein Wirkungsort ist wahrscheinlich überwiegend das Zentrale Nervensystem aus Gehirn und Rückenmark, weitaus weniger der Körper.

Wird Paracetamol bestimmungsgemäß angewendet, gilt es als besonders sicher und gut verträglich. Es hat kaum unerwünschte Wirkungen, nur selten kommt es zu Hautrötungen und noch seltener zu allergischen Reaktionen mit Ausschlag.

Normalerweise bedeutet Paracetamol keine Gefahr, weil es von der Leber unschädlich gemacht wird. Erst wenn dieser Entgiftungsmechanismus überfordert wird, entsteht ein hochgiftiger Stoff, der die Zellen der Leber zerstört; schlimmstenfalls versagt das Organ, und der Mensch stirbt. Zu schweren Schädigungen einer gesunden Leber kann es bereits kommen, wenn mehr als sechs Gramm Paracetamol auf einmal eingenommen werden; soviel sind in zwölf Tabletten eines Monopräparats mit jeweils 500 Milligramm enthalten. Eine vorgeschädigte Leber ist noch weniger widerstandsfähig, so daß chronisch Leberkranke sowie Alkoholiker möglichst wenig von dieser Substanz anwenden oder auf ein anderes Schmerzmittel ausweichen sollten.

Um Mißverständnisse erst gar nicht aufkommen zu lassen, sei an dieser Stelle betont: Wird Paracetamol bestimmungsgemäß angewendet, sind die genannten unerwünschten Wirkungen auf die Leber kaum zu befürchten; kommt es dazu, ist Überdosierung die Ursache dafür. Paracetamol verursacht und begünstigt auch keine Schädigungen, die zu Erkrankungen der Nieren führen – solange es in einer Dosierung angewendet wird, die Arzt, Apotheker, Hersteller empfehlen. Und das gilt im Prinzip für alle schmerzstillenden Wirkstoffe.

Vom Coffein nimmt der Durchschnitts-Deutsche an jedem Tag mit 2,5 Tassen Kaffee etwa 250 Milligramm zu sich. Es gelangt mit dem Blut in das Gehirn und beseitigt dort ganz bestimmte hemmende Mechanismen. Coffein belebt die meisten Menschen, zumal an der Grenze zum Leistungstief, und vergrößert sowohl die Bereitschaft zu psychischen Ausdauerleistungen als auch die Fähigkeit dazu. Im Übermaß zugeführt, kommt es zu Verträglichkeitsproblemen. Wer zuviel Kaffee oder andere coffeinhaltige Getränke zu sich nimmt, der bekommt das mit innerer Unruhe, Schlaflosigkeit, Herzjagen (Tachykardie), Magen-Darm-Beschwerden zu spüren.

Coffein hat speziell gegen Kopfschmerzen und Migräne sehr interessante Wirkungen. Weil es im Gehirn erweiterte Blutgefäße verengt, kann es Kopfschmerzen lindern, die durch diese Veränderung ausgelöst worden sind; damit läßt sich die hilfreiche Wirkung der Tasse starken Kaffees zu Beginn einer neuen Attacke der Migräne erklären. Weitaus wichtiger ist ein anderer Effekt, den Professor Nicholas Ward von der Universität in Seattle (US-Bundesstaat Washington) als erster bewiesen hat: Coffein hat eine direkte Wirkung gegen Kopfschmerzen. Zwei Stunden nach der Einnahme erwiesen sich bei seinen Versuchspersonen 130 Milligramm Coffein als nahezu ebenso wirksam wie 648 Milligramm Paracetamol. Wahrscheinlich ist das auf die Beeinflussung von Rezeptoren im Gehirn zurückzuführen, mutmaßt Professor Ward; die anregende, stimmungsaufhellende Wirkung des Coffeins als Grund für die schmerzstillende Wirkung schließt er mit Sicherheit aus.

Noch bedeutsamer für die Selbsthilfe gegen Kopfschmerzen ist die Tatsache, daß Coffein die Wirkung von Aspirin und Paracetamol verstärkt, wenn es gemeinsam mit diesen angewendet wird – in einem Kombinationspräparat.

2 Kombinierte Wirkstoffe: Gemeinsam sind sie noch besser

Die Idee ist nicht neu. Bereits im Jahre 1893 wurde ein erstes Kombinationspräparat gegen Kopfschmerzen angeboten. Es war das »Migränin« mit den wirksamen Bestandteilen Antipyrin und Coffein. Die Idee ist gut. In einer sinnvollen Kombination ergänzen sich Wirkstoffe mit unterschiedlichen Wirkmechanismen gegenseitig, so daß sie in jeweils niedrigerer Dosierung eine gleich gute oder bessere Wirkung gegen Schmerzen erreichen, bei einem unveränderten oder geringeren Risiko von unerwünschten Wirkungen; zudem tritt ihre Wirkung schneller ein, und es ist mehr Verlaß auf sie. Eine Kombination aus Acetylsalicylsäure, Paracetamol, Coffein ist sinnvoll – und das am häufigsten angewendete rezeptfreie Schmerzmittel in Deutschland. Warum die drei Substanzen gemeinsam derart überlegen sind, ist besser zu verstehen, wenn man mehr über die Grundlagen weiß.

Acetylsalicylsäure und Paracetamol gemeinsam ergänzen sich durch ihre unterschiedlichen Wirkmechanismen und verstärken ihre schmerzstillende Wirkung. Eine Kombination aus jeweils einer halben Dosis dieser beiden Wirkstoffe ist mindestens ebenso gut wirksam wie ein Wirkstoff allein mit der doppelten Dosis in einem Monopräparat, das nur Acetylsalicylsäure bzw. nur Paracetamol enthält.

Eine grundlegende Dokumentation darüber hat Professor William T. Beaver von der Georgetown-Universität in Washington (USA) bereits im Jahre 1981 veröffentlicht. Zwar konnte er nicht erklären, wie diese »additive Wirkung« zustandekommt; zwischenzeitlich wurde aus Tierversuchen gefolgert, daß offensichtlich Paracetamol sowohl die schmerzstillende als auch die fiebersenkende Wirkung der Acetylsalicylsäure verstärkt. Und spätere Arbeiten bestätigten, wie recht er hatte. Ein sehr interessanter Beitrag dazu stammt von Professor Burkhart Bromm vom Universitätskrankenhaus Hamburg-Eppendorf – und von den 52 Medizinstudenten, die bei seinem Versuch freiwillig mitmachten.

Sie ließen sich an einer Fingerkuppe elektrische Impulse unter die Haut leiten, und zwar direkt an freie Nervenendigungen. Das löste einen ziehenden, bohrenden und stechenden Schmerz aus, vergleichbar dem bei der Entzündung einer Zahnwurzel. Viermal nahmen die Versuchspersonen das auf sich, jedesmal erhielten sie eine andere Medikation: 1. ein Placebo ohne jeden Wirkstoff, 2. 1.000 Milligramm Acetylsalicylsäure, 3. 1.000 Milligramm Paracetamol, 4. eine Kombination aus 500 Milligramm Acetylsalicylsäure und 500 Milligramm Paracetamol. Die Wirksamkeit gegen den Schmerz wurde mit zwei unterschiedlichen Methoden festgestellt: Sowohl subjektiv, indem die Studenten die Stärke des Schmerzes auf einer Skala selbst bewerteten, als auch objektiv, indem gleichzeitig am Scheitel ganz bestimmte Veränderungen der elektrischen Aktivität des Gehirns (sogenannte schmerzevozierte Potentiale) mit einem Elektroenzephalogramm (EEG) gemessen wurden.

»Das wesentliche Ergebnis war«, berichtet Professor Bromm, »daß die analgetische Wirksamkeit des Kombinationspräparates Acetylsalicylsäure plus Paracetamol mindestens ebenso groß war wie die der beiden Monosubstanzen, obwohl Acetylsalicylsäure und Paracetamol in der Kombination jeweils nur halb so hoch dosiert waren wie bei den Monopräparaten« – und bestätigt damit aufs Wort die Erkenntnisse von Professor Beaver. Art und Umfang der unerwünschten Wirkungen von Acetylsalicylsäure und Paracetamol sind in der Kombination unverändert.

Professor Bromm leitet aus seinem Versuch ab: »Da auch das Nebenwirkungsspektrum für beide kombinierte Substanzen sehr unterschiedlich ist, darf angenommen werden, daß das Kombinationspräparat weniger dosisabhängige und substanzspezifische unerwünschte Arzneimittelwirkungen hat.« Das ist einleuchtend, und das unterstreicht eine einfache Rechnung: In zehn Tabletten eines Monopräparats sind insgesamt fünf Gramm Paracetamol enthalten, in derselben Menge eines Kombinationspräparats dagegen nur zweieinhalb Gramm – und dementsprechend geringer kann das Risiko von unerwünschten Wirkungen sein. Dieser Vorteil beruht nicht ausschließlich auf der jeweils halben Dosis, die Wirkstoffe selbst tragen dazu bei: Acetylsalicylsäure schwächt die leberschädigende Wirkung vom Paracetamol, und Paracetamol macht die Acetylsalicylsäure verträglicher für den Magen.

Acetylsalicylsäure und Paracetamol gemeinsam sind verläßlicher in der Wirkung gegen Schmerzen. Zum einen ist das ihren unterschiedlichen Wirkungsmechanismen zu verdanken. Beide haben zwar eine gute schmerzstillende Wirkung, aber nur die Acetylsalicylsäure wirkt darüber hinaus entzündungshemmend. Wer gelegentlich Kopfschmerzen hat und deswegen nicht zum Arzt geht, der weiß auch nicht, ob seine Beschwerden durch eine Entzündung zumindest mitbedingt sind – und dem ist schon aus diesem Grund ein Kombinationspräparat zu empfehlen, dessen Bestandteile sowohl gegen Schmerz als auch gegen Entzündung wirksam sind. Zum anderen fand Professor Burkhart Bromm von der Universität Hamburg bei seinen Versuchspersonen bestätigt, daß nicht alle Menschen die Wirkstoffe gleich gut resorbieren; die einen nehmen weniger Acetylsalicylsäure auf, andere weniger Paracetamol. Wer also ein Monopräparat mit dem »falschen« Wirkstoff einnimmt, bei dem wird es nicht die erhoffte Wirkung gegen Kopfschmerzen haben. Im Gegensatz dazu ergibt sich, »daß mit einem Kombinationspräparat aus Acetylsalicylsäure und Paracetamol ein breiteres Patientenkollektiv erreicht wird als mit jeder der beiden Monosubstanzen für sich allein«, wie Professor Bromm folgert. »Auch dieses könnte durchaus ein Vorteil für das Kombinationspräparat sein, das damit bei einer größeren Anzahl von Patienten wirksam wird.«

Acetylsalicylsäure und Paracetamol sind optimal wirksam, wenn sie mit Coffein kombiniert werden. Das ist durch eine ganze Reihe von Studien an insgesamt 12.000 Schmerzpatienten bewiesen. Das wurde unlängst durch eine Arbeitsgruppe amerikanischer Mediziner und Wissenschaftler unter Leitung von Professor Joseph R. Migliardi aus Hillside (New Jersey) aufs neue bestätigt. Für eine sogenannte Meta-Analyse wertete man sechs Studien mit insgesamt mehr als 2.800 Teilnehmern aus, die unter gelegentlichen Spannungskopfschmerzen litten. Fazit: »In allen sechs Studien waren die coffeinhaltigen Analgetika eindeutig überlegen«, und zwar gegenüber Placebos und Monopräparaten. Was Coffein in Kombinationspräparaten derart nützlich macht, das ist seine Unterstützung von Acetylsalicylsäure und Paracetamol auf zwei verschiedenen Wegen.

Erstens: Coffein hat nicht nur selbst eine schmerzlindernde Wirkung (die bereits beschrieben worden ist), es verstärkt denselben Effekt der beiden anderen Substanzen wesentlich. In Deutschland ist diese »adjuvante Wirkung« gewissermaßen amtlich anerkannt: Die relative analgetische Wirkungsstärke der fixen Kombination von Acetylsalicylsäure bzw. Paracetamol und Coffein wird in verschiedenen Studien zwischen 1,3 und 1,7 gegenüber der gleichen Menge Acetylsalicylsäure bzw. Paracetamol angegeben und führt zu einer entsprechenden Einsparung analgetischer Substanz, heißt es in den entsprechenden Monographien über diese Wirkstoffe; solche Monographien werden von unabhängigen Experten in sogenannten Aufbereitungskommissionen für die Bundesregierung erarbeitet und im offiziellen »Bundesanzeiger« veröffentlicht. Der große Wert des dritten Wirkstoffes wird noch eindeutiger, wenn man die Zahlen anders umsetzt: Ohne Coffein müßte 1,3- bis 1,7mal mehr Acetylsalicylsäure bzw. Paracetamol eingenommen werden, um die Schmerzen ebenso gut lindern zu können. Und daraus ergibt sich: Dank Coffein können bei gleich guter Wirkung 30 bis 70 Prozent der schmerzlindernden Wirkstoffe eingespart und dementsprechend unerwünschte Wirkungen verringert werden. Dieser Vorteil ist ganzen 50 Milligramm Coffein in einer Tablette zu verdanken – etwa halb soviel, wie in einer Tasse Kaffee enthalten sind.

Zweitens: Coffein bewirkt im Körper, daß Acetylsalicylsäure und Paracetamol schneller aufgenommen und verteilt werden, so daß die schmerzstillende Wirkung eines solchen Kombinationspräparates ebenfalls schneller eintritt. Auch das bestätigen die offiziellen Monographien der Bundesregierung. »Die Zeit bis zum Erreichen der maximalen analgetischen Wirkung der Acetylsalicylsäure wird durch Coffein im Verhältnis auf die Hälfte verkürzt« und »Die Zeit bis zum Eintritt der analgetischen Wirkung des Paracetamols wird durch Coffein in verschiedenen Studien um 19 bis 45 Prozent verkürzt«, heißt es in ihnen. Den Nutzen der Tablette bekommt also ein Mensch mit gelegentlichen Kopfschmerzen schneller zu spüren: Während er nach der Einnahme eines Monopräparates 60 bis 90 Minuten lang warten muß, bis es Wirkung zeigt, werden durch ein Kombinationspräparat mit Coffein seine Beschwerden bereits nach 30 bis 45 Minuten gelindert. Daraus ergibt sich ein weiterer wichtiger Vorteil: Je früher die Wirkung eintritt, desto weniger wahrscheinlich ist es, daß noch eine zweite Tablette eingenommen wird – und desto geringer wird die Belastung für den Körper sowie das Risiko von unerwünschten Wirkungen.

So weit, so gut. An einer Probe aufs Exempel beteiligten sich 137 niedergelassene Ärzte in Deutschland und insgesamt 1.088 ihrer Patienten, die unter den verschiedensten Arten von Kopfschmerzen zu leiden hatten (von der typischen einseitigen Migräne und Spannungskopfschmerz über Kopfschmerzen während der Menstruation bis hin zum Schädelbrummen nach zuviel Alkohol) und die nach eingehender Aufklärung freiwillig mitmachten. Jeder von ihnen erhielt ein Röhrchen mit Tabletten, von denen weder Arzt noch Patient wußten, welche Wirkstoffe darin enthalten waren. Bei gelegentlichen Kopfschmerzen sollten sie zunächst eine Tablette einnehmen; blieb diese ohne die erhoffte Wirkung, konnte eine halbe Stunde später eine zweite Tablette eingenommen werden. Die Erfahrungen der Patienten wurden in Fragebögen festgehalten und mit den üblichen Methoden der Statistik ausgewertet. Die Ergebnisse wurden von Dr. A. Kühner und Dr. K. Bosse veröffentlicht:

Eine Dreierkombination aus 250 Milligramm Acetylsalicylsäure, 200 Milligramm Paracetamol, 50 Milligramm Coffein (identisch mit »Thomapyrin«) hatte sich als wirksamstes Mittel erwiesen; 83 Prozent der Patienten erreichten damit »Beschwerdefreiheit« oder »deutliche Besserung«. Jeweils 250 Milligramm Acetylsalicylsäure und Paracetamol gemeinsam in einer Tablette waren zwar nicht ganz so erfolgreich, aber eindeutig wirksamer gewesen als ein Monopräparat mit 500 Milligramm Acetylsalicylsäure.

Von den Patienten, die sich mit der Dreierkombination selbst behandelten, mußte nicht einmal die Hälfte noch eine zweite Tablette einnehmen, um sich von den Kopfschmerzen zu befreien; in den beiden anderen Gruppen taten das deutlich mehr, bis zu 64 Prozent.

Nach dem Einnehmen des Kombinationspräparats mit Coffein wurden zwar relativ mehr unerwünschte Wirkungen gemeldet, etwa Magendrücken, Gefühl wie nach einer starken Tasse Kaffee, Übelkeit, Sodbrennen, Brechreiz; sie werden vor allem auf eine besondere Empfindlichkeit gegenüber dem Coffein zurückgeführt. Insgesamt aber erhielt es die meisten Punkte für »gute Verträglichkeit«.

Von besonderem Interesse ist ein weiteres Ergebnis, das die beiden berichterstattenden Ärzte kurz zusammenfassen: »Kein Hinweis auf Bevorzugung der coffeinhaltigen Kombination wegen psychotroper, frischmachender Effekte.« Das ist ein gewichtiges Argument in dem Streit um Nutzen und Risiken der Kombinations-Analgetika.

Gegner stellen diese Behauptungen auf: Der Zusatz von Coffein mit seiner anregenden, stimmungsaufhellenden

Wirkung macht Menschen abhängig, so daß sie ein coffeinhaltiges Kombinationspräparat selbst dann einnehmen, wenn sie keine Schmerzen haben, und deshalb über lange Zeit derart große Mengen von den schmerzstillenden Wirkstoffen aufnehmen, daß sie Nierenschäden davontragen.

Befürworter kontern mit Tatsachen, die diese Behauptung in beiden Punkten widerlegen.

Punkt 1: Eine Tablette eines Kombinationspräparats enthält 50 Milligramm Coffein, etwa soviel wie eine halbe Tasse Kaffee. Das ist viel zuwenig, um eine Abhängigkeit auszulösen; dafür wäre eine mindestens zehnmal größere Dosis nötig, die jedoch schlecht verträglich ist – bereits 200 Milligramm Coffein können zu unerwünschten Wirkungen wie Reizbarkeit, Kopfschmerzen oder Gliederzittern führen.

Den Stand des Wissens faßt die offizielle Monographie der Bundesregierung über Coffein zusammen: »Es gibt keine Evidenz (= überzeugende Gewißheit), daß ein mögliches Abhängigkeitspotential von Analgetika, wie Acetylsalicylsäure oder Paracetamol, durch Coffein erhöht wird. Auch wenn es aufgrund theoretischer Überlegungen angenommen werden kann, wird aufgrund des derzeitigen Erkenntnismaterials ein eigenständiges Mißbrauchspotential von Coffein in Kombinationen mit Analgetika nicht belegt.« Was hier wissenschaftlich vorsichtig und sprachlich umständlich formuliert ist, drückt Professor Donald J. Dalessio aus La Jolla (US-Bundesstaat Kalifornien) viel prägnanter aus. Auf die Frage »Führt Coffein zu einem Mehrverbrauch oder Mißbrauch schmerzstillender Mittel?«, antwortet er kurz und knapp: »Nein, das tut es nicht.«

Eine weitere Frage in diesem Zusammenhang kann sich

jeder selbst mit seinem gesunden Menschenverstand be-
antworten: Warum eigentlich sollte man viel Geld für
Schmerztabletten ausgeben, wenn man sich doch die
angenehmen Wirkungen vom Coffein auf die Psyche
billiger mit ein, zwei Tassen Kaffee verschaffen kann?

Punkt 2: Bei bestimmungsgemäßem Gebrauch haben
Acetylsalicylsäure und Paracetamol kaum unerwünschte
Wirkungen, mit Sicherheit verursachen sie dann keine
Nierenschädigungen. Dazu kann es nur bei Mißbrauch
kommen – und diesen gibt es nicht allein bei Kombinationspräparaten, sondern ebenfalls bei Monopräparaten.
Auch hierfür ist die Bestätigung in einer Monographie der
Bundesregierung nachzulesen: »Hinweise auf ein erhöhtes nephrotoxisches (= nierenschädigendes) Risiko durch
die fixe Kombination Acetylsalicylsäure plus Paracetamol
bei der Beurteilung der akuten Toxikologie liegen nicht
vor.«

Daß sich diese Behauptung trotz aller Gegenargumente
so hartnäckig hält, mag mit schlechten Erfahrungen aus
den 50er und 60er Jahren zusammenhängen. Damals
kam es zu auffallend vielen Fällen von schweren Nieren-
krankheiten bei Menschen, die über mindestens zehn
Jahre hinweg insgesamt mehr als drei Kilogramm von dem
schmerzstillenden Wirkstoff Phenacetin eingenommen
hatten – wenngleich nur ein relativer kleiner Teil von
ihnen betroffen war. Ihre Nieren schrumpften und versag-
ten, so daß die Patienten nur noch mit Hilfe einer künstli-
chen Niere (Dialyse) überleben konnten oder ihnen eine
gesunde Niere transplantiert werden mußte. Seitdem gibt
es in der Medizin den Begriff der »Phenacetin-Niere«,
auch »Analgetika-Nephropathie« genannt. Nachdem
diese Gefahr erkannt war, wurde das Phenacetin in einigen Ländern verboten, in Deutschland wurde es im Jahre

1968 vom Markt genommen; zum Teil wurde es durch Paracetamol ersetzt. Ob dessen Mißbrauch die Nieren ebenso schwer schädigen kann, ist noch nicht geklärt. Einige Erfahrungen sprechen dagegen: »Nach Verbot von Phenacetin ist trotz zunehmenden Verbrauchs paracetamolhaltiger Schmerzmittel der durch eine Analgetika-Nephropathie bedingte Anteil der Dialyse-Patienten in verschiedenen Ländern (Schweden, Kanada, Neuseeland, Australien) gesunken«, heißt es dazu in derselben Monographie der Bundesregierung.

Daß coffeinhaltige Kombinationspräparate, wie andere Arzneimittel auch, mißbräuchlich angewendet werden, ist leider eine Tatsache – wobei unter Mißbrauch die Einnahme großer Dosen über lange Zeit ohne ärztliche Kontrolle zu verstehen ist. Die Schuld daran ist jedoch nicht dem Coffein anzukreiden, die Ursache dafür ist vielmehr in der Persönlichkeit und in den Lebensumständen der sogenannten Abuser (von Abusus = Mißbrauch) zu suchen. Selbstmedikation setzt Selbstverantwortung voraus. Wer sich dafür entscheidet, der sollte genau wissen, was er tut – vor allem, welche Vorzüge und auch Nachteile das angewendete Arzneimittel hat, wie lange die Symptome noch als banal hinzunehmen sind und wann es an der Zeit ist, zum Arzt zu gehen.

Die Folgerung aus den aufgeführten Argumenten und Fakten: Wer gelegentlich unter Kopfschmerzen leidet, für den ist ein Kombinationspräparat mit Acetylsalicylsäure, Paracetamol und Coffein das Mittel der Wahl für die Selbstmedikation. Bei bestimmungsgemäßem Gebrauch hat es eine sichere, rasch einsetzende Wirkung gegen die Schmerzen bei einer geringeren Belastung des Körpers durch weniger Wirkstoffe sowie einem verringerten Risiko von unerwünschten Wirkungen, und das bei guter

Verträglichkeit. Angesichts dessen bescheinigen Experten wie zum Beispiel Professor Wolfgang Forth von der Universität München einem solchen Kombinationspräparat einen »Beitrag zur Optimierung der Arzneimittelsicherheit« und den Betroffenen, die sich dafür entscheiden, »eine kluge Wahl« – und dem möchte ich mich anschließen.

3 Zehn wichtige Ratschläge für den richtigen Umgang mit rezeptfreien Schmerzmitteln

1. Nicht gleich zur Tablette greifen, wenn der Kopf weh tut. Erst einmal versuchen, den Schmerz mit den Mitteln und Methoden der nichtmedikamentösen Selbsthilfe zu lindern (siehe Kapitel IV).
2. Bei gelegentlich auftretenden Kopfschmerzen ein Kombinationspräparat dagegen anwenden. Mit einer relativ geringen Dosierung erreicht es eine ausreichende schmerzstillende Wirkung bei einem verringerten Risiko von unerwünschten Wirkungen, zudem setzt seine Wirkung gegen Schmerzen rascher ein, und es ist mehr Verlaß auf sie (siehe Kapitel V).
3. Die Tabletten richtig einnehmen. Bei aufrechtem Oberkörper und mit reichlich Wasser, damit sie nicht etwa in der Speiseröhre liegenbleiben, sondern leichter in Magen und Darm gelangen, dort vollends aufgelöst und vom Körper besser aufgenommen werden können.
4. Zunächst nur eine, nicht mehrere Tabletten desselben Schmerzmittels einnehmen; das ist gerade bei einem Kombinationspräparat oftmals überhaupt nicht nötig. Erst wenn nach etwa einer halben Stunde keine Linderung zu verspüren ist, kann eine zweite Tablette eingenommen werden.

5. Nicht mehrere verschiedene Schmerzmittel zugleich anwenden; das könnte zu unberechenbaren Wechselwirkungen führen. Bei einer fixen Kombination bleiben, deren Wirkstoffe und Wirkungen bestens bekannt sind.

6. Rezeptfreie Schmerzmittel stets bestimmungsgemäß und nur gelegentlich anwenden: zwei- bis dreimal täglich jeweils höchstens zwei Tabletten über längstens drei bis vier Tage hinweg. Sie sind nicht für den Gebrauch über längere Zeit in höheren Dosen bestimmt.

7. Bei länger andauernden bzw. häufiger auftretenden oder untypischen Kopfschmerzen unbedingt zum Arzt gehen. In erster Linie wird das der Hausarzt sein, der seine Patienten gegebenenfalls an einen Spezialisten überweist, an einen Neurologen oder an einen Schmerztherapeuten. Adressen von Ärzten, die auf Diagnose und Therapie von Kopfschmerzen spezialisiert sind, vermittelt die Deutsche Migräne- und Kopfschmerzgesellschaft, 24105 Kiel, Niemannsweg 147.

8. Bestehen andere Erkrankungen, ist vor der Anwendung rezeptfreier Schmerzmittel sicherheitshalber der Arzt zu befragen. Das gilt insbesondere bei Erkrankungen von Leber, Nieren, Kreislauf.

9. Treten Kopfschmerzen erstmals auf, vor allem im Alter von über 40 Jahren, und das ohne offensichtliche Ursache, ist vor der Anwendung rezeptfreier Schmerzmittel sicherheitshalber der Arzt zu befragen. Er muß eine genaue Diagnose stellen, um bedrohliche Erkrankungen als Ursache auszuschließen oder gezielt zu behandeln (siehe Kapitel II und III).

10. Im Falle irgendeines Zweifels gilt der Satz, den die Hersteller von rezeptfreien Arzneimitteln allen Anwendern nahelegen: Fragen Sie Ihren Arzt oder Apotheker!

4 Was der Arzt gegen chronischen Spannungskopfschmerz und Migräne verordnet

Dauern Kopfschmerzen länger als einige Tage oder werden sie mit der Zeit schlimmer oder treten sie im Alter von über 40 Jahren erstmals auf, sollte der Betroffene unverzüglich einen Arzt konsultieren. Dieser wird die richtige Diagnose stellen, das optimale Schmerzmittel bestimmen, die Therapie regelmäßig überwachen.

Das Schmerzmittel kann sowohl ein Monopräparat mit nur einem Wirkstoff als auch ein Kombinationspräparat sein, das mehrere Wirkstoffe enthält. Zudem wird es häufig gemeinsam mit einem weiteren Arzneimittel verordnet – ohne Kombinationen geht es auch in der ärztlichen Praxis nicht.

Die Therapie von Kopfschmerzen durch den Arzt gehört eigentlich nicht in dieses Buch, das Selbsthilfe durch die Betroffenen zum Thema hat. Grundsätzliche Informationen darüber möchte ich jedoch den Lesern nicht vorenthalten.

Tritt chronischer Spannungskopfschmerz länger als drei Monate an jedem zweiten Tag oder noch öfter auf, wird eine Langzeitprophylaxe mit »trizyklischen Antidepressiva« empfohlen. Die Arzneimittel sind, wie ihr Name besagt, eigentlich für die Behandlung von Depressionen bestimmt. In diesen Fällen geht es vordergründig nicht um diese Indikation, obgleich chronischer Spannungskopfschmerz häufig von Depressionen begleitet ist. Es kommt vielmehr auf einen anderen Effekt an. Diese Antidepressiva können die sogenannte Schmerzschwelle erhöhen, so daß das Gehirn künftig die Schmerzen weniger stark empfindet; wie diese Wirkung zustandekommt, ist nicht bekannt.

Für diese vorbeugende Behandlung werden die Wirkstoffe Amitriptylin und Amitriptylinoxid empfohlen. Sie sind abends einzunehmen, weil sie müde machen; weitere häufige unerwünschte Wirkungen sind Mundtrockenheit, Sehstörungen, zu niedriger Blutdruck. Meine Patienten behandle ich mit der Substanz Doxepin, die so niedrig dosiert werden kann, daß keine unerwünschten Wirkungen zu verspüren sind.

Ein Nutzen der Langzeitprophylaxe zeigt sich frühestens nach vier bis sechs Wochen; sollte dann der chronische Spannungskopfschmerz noch immer andauern, kann eine andere antidepressive Substanz versucht werden. Insgesamt dauert diese Therapie drei bis sechs Monate. Erreicht sie, daß die Beschwerden deutlich geringer werden, kann das Medikament allmählich abgesetzt werden. Treten derweilen dieselben Schmerzen aufs neue auf, wird über sechs bis zwölf Monate weiterbehandelt.

Die Behandlung von akuten Anfällen der Migräne kommt – gemäß den Empfehlungen der Deutschen Kopfschmerz- und Migräne-Gesellschaft – in ihrer ersten Stufe ohne Kombinationen überhaupt nicht aus. Es werden stets ein sogenanntes Antiemetikum und ein Analgetikum gemeinsam angewendet. Auch das hat seinen guten Grund.

Während einer Attacke sind Magen und Darm wie gelähmt, sie bewegen sich kaum noch. Wird jetzt ein Schmerzmittel eingenommen, bleibt es im Magen liegen, es kann nicht in den Dünndarm und von dort aus ins Blut gelangen, und es zeigt deshalb keine Wirkung. Um das auszuschließen, wird zuerst ein Antiemetikum eingenommen mit Metoclopramid oder Domperidon als Wirkstoff. Es wirkt zum einen als »Motilitätsbeschleuniger«, der Magen und Darm wieder in Bewegung setzt, so daß das Schmerzmittel vom Körper resorbiert werden kann. Es bekämpft zum anderen gleichzeitig auftretende Übelkeit und Erbrechen, wonach es eigentlich seinen Namen hat – »Emesis« bedeutet »Erbrechen«.

Etwa eine Viertelstunde nach dem Antiemetikum wird das Analgetikum eingenommen. Bei einer leichten Attacke der Migräne kann das ein Monopräparat mit Acetylsalicylsäure oder Paracetamol oder Ibuprofen (das als Rheumamittel entwickelt worden ist) als alleinigem Wirkstoff sein oder auch ein Kombinationspräparat, das mehrere Wirkstoffe wie Acetylsalicylsäure und Paracetamol gemeinsam mit Coffein enthält. Es gibt sogar eine Kombination, die aus Metoclopramid als Antiemetikum und Paracetamol als Analgetikum besteht.

Genügen bei einer schweren Attacke diese Arzneimittel nicht, um den Kopfschmerz zu lindern, werden Ergotamin oder Sumatriptan verordnet.

Ergotamin ist ein sogenanntes Alkaloid, das aus dem Mutterkorn gewonnen wird. Das Mutterkorn (Secale cornutum) wird von einem Pilz gebildet, es entsteht anstelle eines Korns vor allem in Roggenähren. Ergotamin ist zwar eine sehr wirksame Substanz, ihre exakte Wirkungsweise aber ist noch nicht genau bekannt; neueren Untersuchungen zufolge könnte sie neurogene Entzündungen in Blutgefäßen des Gehirns hemmen.

Ergotamin ist allerdings auch eine nicht ungefährliche Substanz. Bei häufiger Anwendung kann sie zu denselben Beschwerden wie bei einer Migräne führen sowie zu schweren Durchblutungsstörungen vor allem im Bereich der Arme und Beine. Ich verordne es deshalb kaum noch, obgleich es nach wie vor dafür empfohlen wird.

Sumatriptan ist ein völlig neuer Wirkstoff, der gezielt für die Therapie der Migräne entwickelt worden ist, und zwar aus dem Ergotamin; er wurde erst im Jahre 1993 in Deutschland zugelassen. Das Medikament eignet sich besonders für die Leidenden, denen bislang mit der sogenannten üblichen Anfallsbehandlung nicht geholfen werden konnte; für so manchen von ihnen bedeutet es »eine kleine Revolution«, wie eine meiner Patientinnen die Wirkung beschrieb. Sumatriptan greift direkt in das Geschehen in den Blutgefäßen im Gehirn ein, aus dem – nach heutigen Vorstellungen – die Migräne entsteht (und das ich in Kapitel zwei beschrieben habe). Das ist gerade bei schweren Attacken sehr hilfreich: Etwa 70 Prozent der Patienten haben nach einer Stunde überhaupt keine Kopfschmerzen mehr oder deutlich weniger; auch lästige Begleiterscheinungen wie Übelkeit und Erbrechen, Lichtscheu und Lärmempfindlichkeit vergehen; der Rest von 30 Prozent spricht leider nicht darauf an. Diese Wirkung ist selbst dann noch zu erreichen, wenn das Arzneimittel nicht gleich zu Beginn einer Attacke, sondern erst im weiteren Verlauf der Migräne eingenommen wird. Allerdings hält sie nicht immer lange genug an: Bei etwa einem Drittel der Patienten kommt es nach mehreren Stunden zu einem Wiederauftreten der Symptome, und es ist eine zweite Dosis nötig; das liegt daran, daß der Wirkstoff relativ rasch abgebaut wird.

Ich empfehle meinen Patienten, denen es so ergeht,

folgendes Vorgehen: Zuerst Sumatriptan einnehmen, das in der Regel binnen einer halben bis einer Stunde von den Beschwerden befreit, und dann ein Mono- oder Kombinationspräparat einnehmen, um die Schmerzfreiheit zu erhalten. Dringend warnen muß ich davor, Sumatriptan mit Ergotamin zu kombinieren, weil sich beide Wirkstoffe gegenseitig in ihrer Wirkung stören und deshalb unter Umständen gefährliche Effekte auftreten können.

In bestimmten Fällen sollte Migräne nicht erst dann behandelt werden, wenn Attacken auftreten, sondern bereits deren Entstehen vorgebeugt werden. Die Deutsche Kopfschmerz- und Migräne-Gesellschaft empfiehlt eine medikamentöse Prophylaxe, falls mehrere Attacken im Monat auftreten, diese jeweils länger als 48 Stunden andauern, die Kopfschmerzen dabei unerträglich sind und auf die übliche Therapie nicht ansprechen. Ich bin in dieser Beziehung anderer Meinung: Wenn mehrere Attacken im Monat mit einem gut wirksamen Mittel wie Sumatriptan in den Griff zu bekommen sind, ist das die bessere Lösung, als eine Langzeitbehandlung, bei der ein Medikament über Monate hinweg tagtäglich eingenommen werden muß und möglicherweise ebenfalls unerwünschte Wirkungen hat.

Die gebräuchlichen Medikamente zur Migräne-Prophylaxe sind Betablocker, mit denen sonst Herz-Kreislauf-Erkrankungen behandelt werden, und zwar die Substanzen Metoprolol und Propranolol. Ihre hilfreiche Wirkung gegen Migräne wurde zufällig entdeckt und kann bis heute nicht genau erklärt werden. Zu Beginn der Behandlung können sie die Kopfschmerzen noch verschlimmern, doch das gibt sich bald. Ob sie langfristig Häufigkeit und Schwere der Migräne verringern, kann erst nach sechs bis acht Wochen beurteilt werden; bis zu einer sicheren

Wirkung muß mindestens zwei bis drei Monate lang behandelt werden. Wann die Behandlung zu beenden ist, wird der Arzt entscheiden. Der Betablocker wird dann »langsam ausschleichend« abgesetzt, also seine Dosis allmählich verringert und nicht etwa plötzlich weggelassen; anderenfalls könnte es zu gefährlichen Herzrhythmusstörungen kommen. Sollten danach die Attacken wieder ebenso häufig auftreten und ebenso schlimm sein wie zuvor, kann dieselbe medikamentöse Migräne-Prophylaxe wiederholt werden.

5 Mit Kalender und Tagebuch gegen die Kopfschmerzen

Wer häufig unter Kopfschmerzen zu leiden hat, für den gibt es noch eine weitere Möglichkeit der Selbsthilfe: einen speziellen Kalender und ein genaues Tagebuch führen. Mit diesen Hilfsmitteln kann jeder Betroffene sich selbst mit seiner Krankheit erfolgreicher auseinandersetzen, mögliche Auslöser dafür erkennen und die Maßnahmen dagegen besser bewerten, dem Arzt wichtige Hinweise für Diagnose und Therapie geben.

Der Kopfschmerz-Kalender für ein Jahr befindet sich auf nachfolgender Doppelseite. In ihm ist jeder Tag zu markieren, an dem Kopfschmerzen auftreten. Und das nicht nur mit einem Kreuz, aus dem lediglich die Dauer abzulesen wäre, sondern nach einem System, das auch die Stärke der Schmerzen festhält. Diese ist vom Betroffenen selbst nach einer Skala zwischen 1 und 6 zu bestimmen, wobei 1 für »schwach« und 6 für »äußerst stark« steht; dazwischen liegt das ganze Spektrum, von 3 für »mittelstark« nach oben ansteigend bzw. nach unten abfallend. Dementsprechend wird in die drei Kästen neben jedem Tag im Kopfschmerz-Kalender die Stärke der Kopfschmerzen dokumentiert: Für 1 wird ein halber Kasten mit Bleistift geschwärzt, für 2 ein ganzer Kasten – und so weiter, bis für 6 alle drei Kästen ausgefüllt sind.

	Januar	Februar			März	April		Mai	Juni
1				1			1		
2				2			2		
3				3			3		
4				4			4		
5				5			5		
6				6			6		
7				7			7		
8				8			8		
9				9			9		
10				10			10		
11				11			11		
12				12			12		
13				13			13		
14				14			14		
15				15			15		
16				16			16		
17				17			17		
18				18			18		
19				19			19		
20				20			20		
21				21			21		
22				22			22		
23				23			23		
24				24			24		
25				25			25		
26				26			26		
27				27			27		
28				28			28		
29				29			29		
30				30			30		
31				31			31		

Zeitspanne zwischen dem Beginn der einen und der darauffolgenden Migräne:

	Juli		August				Sept.			Okt.				Nov.			Dez.	
1						1							1					
2						2							2					
3						3							3					
4						4							4					
5						5							5					
6						6							6					
7						7							7					
8						8							8					
9						9							9					
10						10							10					
11						11							11					
12						12							12					
13						13							13					
14						14							14					
15						15							15					
16						16							16					
17						17							17					
18						18							18					
19						19							19					
20						20							20					
21						21							21					
22						22							22					
23						23							23					
24						24							24					
25						25							25					
26						26							26					
27						27							27					
28						28							28					
29						29							29					
30						30							30					
31						31							31					

Das Kopfschmerz-Tagebuch kann in einem Taschenkalender geführt werden. In ihm muß sorgfältig vermerkt werden, welche Beschwerden sonst noch aufgetreten sind (außer den Kopfschmerzen), welche Medikamente angewendet wurden (und zwar alle, nicht nur die gegen Kopfschmerzen), welche besonderen Umstände gegeben waren (etwa ein Wetterumschlag oder eine Prüfung, fremdartige Speisen und Getränke oder ungewohnte körperliche Anstrengung, Streß bei der Arbeit oder Ärger mit der Familie).

Und nicht vergessen: Den Kalender und das Tagebuch zum Arzt mitnehmen und mit ihm darüber sprechen!

Wie wertvoll Kopfschmerz-Kalender sein können, bestätigt eine Erfahrung aus der Praxis. Patienten einer deutschen Universitätsklinik führten regelmäßig Buch darüber, wann sie Migräne hatten, welche Medikamente sie dagegen einnahmen und auch, welche Arzneimittel sie sonst noch anwendeten. Als Ärzte diese Aufzeichnungen auswerteten, stellten sie fest: Patienten, die wegen Herz-Kreislauf-Erkrankungen mit bestimmten Betablockern behandelt wurden, erlitten weniger Attacken – und diese Beobachtung führte letztendlich dazu, daß heute die Substanzen Metoprolol und Propranolol zur Migräne-Prophylaxe genutzt werden.

VI   Was Patienten sonst noch wissen wollen

Darf eine Frau während einer Schwangerschaft und während der Stillzeit weiterhin Schmerzmittel einnehmen?
In dieser Situation gilt grundsätzlich: Medikamente dürfen nur dann eingenommen werden, wenn der Arzt das erlaubt, und deren Dosis sollte so niedrig wie möglich sein. Weil alle Schmerzmittel mit dem Blut aus dem Körper der Mutter in den Kreislauf des Kindes gelangen, ist auch bei ihnen Vorsicht geboten. Deshalb sind während der neun Monate und in der darauffolgenden Stillzeit in erster Linie die Mittel und Methoden der nichtmedikamentösen Selbsthilfe anzuwenden, die im Kapitel vier beschrieben sind. Nur bei sehr starken Kopfschmerzen wird der Arzt ausnahmsweise ein Medikament verordnen, das sicher in der Anwendung ist und wenig unerwünschte Wirkungen hat.

Migräne tritt, bedingt durch die hormonelle Umstellung, während einer Schwangerschaft zumeist seltener auf; nach der Entbindung ist sie wieder ebenso häufig wie zuvor. Den Frauen, die währenddessen darunter zu leiden haben, ist die Teilnahme an der speziellen Schwangerschaftsgymnastik zu empfehlen. Mit ihrer entspannenden Wirkung erreicht sie auch, daß die Attacken dieser Kopfschmerzen weniger werden.

Treten Kopfschmerzen während einer Schwangerschaft erstmals auf, ist unverzüglich der Arzt aufzusuchen. Sie sind immer ein Alarmzeichen, unter anderem für eine sogenannte Spätgestose. Bei dieser »Schwangerschaftsvergiftung« kommt es zu Ödemen, Eiweiß im Urin, Bluthochdruck. Mutter und Kind sind in großer Gefahr. Eine rechtzeitige Behandlung kann sie retten.

Hat die Ernährung einen Einfluß auf Kopfschmerzen?
Eine wirksame Diät gegen Kopfschmerzen gibt es nicht. Gesichert ist nur ein Zusammenhang: Es gibt bestimmte Bestandteile von Nahrungsmitteln, die Kopfschmerzen auslösen können und die deshalb gemieden werden sollten (diese sind in Kapitel zwei aufgeführt). Für zwei andere Beobachtungen fehlen noch Beweise. Demzufolge reagieren Menschen, die sich unausgewogen ernähren und häufig hungern, um schlank zu werden, empfindlicher auf Schmerzen, während solche, die überwiegend eine vegetarische Vollwertkost mit ausreichend Kohlenhydraten und wenig tierischem Eiweiß einhalten, unempfindlicher dagegen sind.

Dürfen Menschen, die unter Spannungskopfschmerz oder Migräne leiden, Sport treiben?
Sie sollen es sogar. Vor allem die Ausdauersportarten Laufen, Radfahren, Schwimmen wirken sich günstig aus, wenn sie regelmäßig betrieben werden – mindestens dreimal in der Woche jeweils 20 bis 30 Minuten lang. Neueren Erkenntnissen zufolge soll Reiten speziell gegen Migräne guttun. Nicht zu empfehlen sind Wettkampfsportarten wie Tennis, Squash, Fußball.
Allerdings gibt es auch Ausnahmen von dieser Regel. Bei manchen Menschen, die unter Migräne leiden,

kann durch die körperliche Belastung eine Attacke ausgelöst werden; sie sollten deshalb darauf verzichten.

Ist Sauna gegen Migräne zu empfehlen?
Nicht generell. Bei vielen Menschen wird durch das Saunabad eine Attacke ausgelöst; andere dagegen fühlen sich hinterher viel wohler. Es bleibt also nichts anderes übrig, als auszuprobieren, wie der Kopf darauf reagiert.

Wann muß man wegen Kopfschmerzen unbedingt zum Arzt gehen?
Wenn sie trotz aller Maßnahmen der Selbsthilfe nicht nach drei, vier Tagen vergangen sind.
Wenn bereits bestehende Kopfschmerzen stärker werden, häufiger auftreten, länger andauern.
Wenn Kopfschmerzen im Alter von über 40 Jahren erstmals auftreten.
Wenn sie plötzlich mit außergewöhnlicher Heftigkeit einsetzen.
Wenn sie von hohem Fieber begleitet sind.
Wenn sie unmittelbar nach einer körperlichen Anstrengung erstmals auftreten und in den Nacken ausstrahlen.
Wenn sie nach einer Schädel- oder Kopfverletzung auftreten und immer stärker werden.
Wenn außer Kopfschmerzen weitere Symptome auftreten wie Sehstörungen, Lähmungen, Schwindel, Gefühlsstörungen in Armen, Beinen, im Gesicht.
Wenn sie mit psychischen Veränderungen verbunden sind, vor allem mit Schlafstörungen, Leistungsminderung, vermindertem Antrieb oder auch mit Störungen der Merkfähigkeit und der Orientierung.

Welche Untersuchungen muß der Arzt vornehmen, um die Ursache der Kopfschmerzen festzustellen?

In mehr als 90 Prozent der Fälle genügt es, den Patienten sorgfältig nach der Vorgeschichte seiner Beschwerden zu befragen und ihn gründlich körperlich zu untersuchen. Dabei sind für den Arzt ein Kopfschmerz-Kalender und ein Kopfschmerz-Tagebuch eine große Hilfe (siehe Kapitel fünf); wer sie bisher noch nicht geführt hat, der sollte sich vor dem Besuch beim Arzt bemühen, nachträglich die Fakten zu dokumentieren, auf die es ankommt.

Nur bei wenigen Patienten sind aufwendige Untersuchungsmethoden erforderlich; dazu gehören die Aufzeichnung der elektrischen Aktivität des Gehirns mit einem Elektroenzephalogramm (EEG) und die Schichtaufnahmen des Gehirns durch einen Computertomographen (CT). Am aufwendigsten ist zwar die Magnetresonanztomographie (MRT), die ohne Röntgenstrahlen auskommt, sie liefert aber die aufschlußreichsten Bilder von dem Gehirn.

Wie häufig ist ein Hirntumor die Ursache von Kopfschmerzen?

Ausgesprochen selten. So haben Statistiken ergeben, daß in die Praxis eines niedergelassenen Arztes nur alle fünf Jahre einmal ein Patient mit einem Hirntumor kommt. Typisch dafür sind starke Kopfschmerzen, die überwiegend noch in der Nacht oder am frühen Morgen auftreten und die häufig mit Übelkeit und Erbrechen verbunden sind. Sie entstehen, wenn der Tumor das Hirngewebe verdrängt oder die Zirkulation der Gehirn-Rückenmark-Flüssigkeit (Liquor) blockiert. Allerdings: In jedem vierten Fall bereiten Hirntumoren überhaupt keine Kopfschmerzen.

In welcher Form sind Schmerzmittel am besten anzuwenden?

Die verschiedenen Darreichungsformen haben jeweils ihre Vorzüge und Nachteile. Tabletten, Dragees, Kapseln sind zwar am einfachsten einzunehmen, aber sie müssen sich erst im Magen oder im Darm auflösen, bevor ihre Wirkstoffe ins Blut gelangen können – und darüber vergeht einige Zeit. Tropfen wirken schneller, weil sie bereits in Lösung eingenommen werden; sie sind jedoch umständlicher in der Anwendung, weil sie mit ruhiger Hand gehalten und voller Konzentration abgezählt werden müssen. Brausetabletten und Kautabletten sind eine bessere Lösung, wenngleich nicht alle Wirkstoffe für diese Formen der Anwendung geeignet sind. Zäpfchen sind unverzichtbar für die Menschen, die bei Kopfschmerzen erbrechen müssen.

Sollen Tabletten mit leerem Magen oder erst nach dem Essen eingenommen werden?

Das hängt ganz davon ab, wie empfindlich der Magen darauf reagiert. Beim Einnehmen auf nüchternen Magen löst sich zwar die Tablette am schnellsten auf und erreicht ihre Wirkung in relativ kurzer Zeit. Wer jedoch einen empfindlichen Magen hat, der mit einem Druckgefühl oder Schmerzen darauf reagiert, sollte sie erst nach dem Essen einnehmen; er muß dann allerdings ein bißchen länger warten, bis die schmerzstillende Wirkung einsetzt.

Wie lange dauert es, bis ein Schmerzmittel wirksam wird?

Eine gute Wirksamkeit hat es, wenn eine Stunde nach dem Einnehmen die Kopfschmerzen entweder gänzlich vergangen oder zumindest wesentlich erträglicher geworden sind. Das ist mit einem Kombinationspräparat mit den schmerzstillenden Wirkstoffen Acetylsalicylsäure und Paracetamol sowie einem Zusatz von etwas Coffein eher zu erreichen als mit einem Monopräparat, das nur aus einer Substanz besteht. Ärztlich verordnete Medikamente wie das Sumatriptan gegen Migräne zeigen im selben Zeitraum ihre erhoffte Wirkung.

Stimmt es, daß Schmerzmittel nicht zu jeder Tageszeit gleich gut wirken?
Im Prinzip ja. Die Schmerzempfindlichkeit des Menschen schwankt in einem sogenannten zirkadianen Rhythmus rund um die Uhr, und deshalb hat am Abend um 20 Uhr dieselbe Dosis eines Schmerzmittels eine deutlich größere Wirkung als morgens um 8 Uhr. Den Beweis dafür haben kürzlich deutsche Pharmakologen erbracht, der Grund dafür ist nicht bekannt. Aus dieser Tatsache könnte zwar abgeleitet werden, daß morgens mehr Schmerzmittel eingenommen werden müßten als abends. Für die Praxis aber ist zu bedenken, daß die erforderliche Dosis abhängig ist von der individuellen Stärke der Schmerzen — und diese wiederum richtet sich nicht nach der Tageszeit.

Wie wirksam ist Akupunktur gegen Kopfschmerzen?
Die Weltgesundheitsorganisation WHO veröffentlichte eine Liste der Erkrankungen, die mit Akupunktur erfolgreich behandelt werden können. Kopfschmerzen stehen auf ihr an zweiter Stelle. Diese gute Wirkung der kleinen Nadelstiche in ganz bestimmte Punkte auf der Haut kann ich aus Erfahrungen in der Praxis bestätigen. In etwa zehn Sitzungen kann mit Hilfe der Akupunktur erreicht werden, daß chronische Kopfschmerzen nicht mehr so häufig auftreten und nicht mehr so stark sind wie zuvor, bestenfalls sogar gänzlich vergehen. Es hat sich gezeigt, daß

Patienten mit Migräne besser darauf ansprechen als Menschen mit Spannungskopfschmerz. Es kann nicht vorhergesagt werden, wie lange die Wirkung anhält – ob sie von Dauer ist oder ob diese Therapie nach einer gewissen Zeit wiederholt werden muß. Gut zu wissen ist auch, daß mittlerweile die Krankenkassen einen Zuschuß zu den Behandlungskosten gewähren.

Glossar

Abusus: Mißbräuchliche Einnahme von Medikamenten über zu lange Zeit und/oder in zu hoher Dosis ohne ärztliche Verordnung und Kontrolle. Kann zu Abhängigkeit führen mit dem Verlangen nach fortgesetzter Einnahme und mit Entzugserscheinungen nach dem Absetzen.

Algesie: Schmerzempfindung.

Analgesie: Aufhebung der Schmerzempfindung.

Analgetikum: Schmerzstillendes Medikament.

Anamnese: Krankengeschichte; wird vom Arzt vor Beginn der Behandlung mit Fragen nach Art und Verlauf der Beschwerden sowie nach deren Begleitumständen erhoben.

Aneurysma: Ausweitung eines Blutgefäßes durch eine angeborene oder erworbene Veränderung der Gefäßwand; es besteht ständig die Gefahr einer Blutung durch Einreißen der Gefäßwand.

Antagonist: Gegenspieler.

Antidepressivum: Medikament zur Behandlung von Depressionen; wirkt antriebssteigernd und stimmungsaufhellend, auch schmerzlindernd.

Antiemetikum: Mittel zur Bekämpfung von Übelkeit und Erbrechen.

Applikation: Verabreichung eines Arzneimittels – oral durch den Mund, intravenös durch Injektion in die Vene, rektal über den Darm, topisch auf die Haut.

Arzneimittel: Zur Anwendung beim Menschen bestimmte Arzneistoffe.

Arzneistoffe: Wirkstoffe, die zur Vorbeugung, Linderung, Heilung von Erkrankungen dienen.

Aura: Vorphase einer Krankheit; zu Beginn einer Migräne mit Sehstörungen und neurologischen Störungen.

Betarezeptorenblocker: Substanzen, die sich an den Betarezeptoren des Vegetativen Nervensystems festsetzen und dort die erregende

Wirkung von Neurotransmittern wie Noradrenalin und Adrenalin blockieren; angewendet zur Behandlung von Herzkrankheiten und von Bluthochdruck, aber auch zur Vorbeugung gegen Migräne.

Bing-Horton-Syndrom: Andere Bezeichnung für den Cluster-Kopfschmerz.

Bioverfügbarkeit: Geschwindigkeit und Ausmaß, mit der ein Wirkstoff am Wirkort verfügbar ist.

Commotio cerebri: Gehirnerschütterung; typische Symptome sind Bewußtseinsstörungen, Brechreiz bis zum Erbrechen, Erinnerungslükken, Kopfschmerzen.

Computertomographie: Spezielle Untersuchung mit einem computergesteuerten Röntgengerät; ergibt Schichtbilder, auf denen Details bis zu einem Millimeter Größe zu erkennen sind; besonders gut geeignet für die Diagnose von Erkrankungen des Zentralen Nervensystems.

Depression: Seelische Störung mit gedrückter, pessimistischer Stimmungslage, verbunden mit einer Vielfalt weiterer psychischer Symptome wie Freudlosigkeit, Interesselosigkeit, Energielosigkeit, Mutlosigkeit, auch mit Angstzuständen und Schuldgefühlen sowie mit körperlichen Symptomen wie Kopfschmerzen, Schlafstörungen, Gewichtsverlust.

Elektroenzephalographie: Aufzeichnung der bioelektrischen Aktivitätsströme des Gehirns durch Ableitungen von der Schädeldecke.

Endorphine: Körpereigene schmerzstillende Substanzen, die bei Bedarf vom Gehirn gebildet werden.

Ergotamine: Substanzen aus dem Mutterkorn, die gefäßverengend wirken.

Flimmerskotom: Sehstörungen zu Beginn einer Attacke der Migräne; Ausfall eines Teils des Gesichtsfeldes, um den herum es flimmert.

Fortifikation: Sehstörung zu Beginn einer Attacke der Migräne; flimmernde, teils farbige Zickzacklinien, die den Umrissen eines mittelalterlichen Forts ähneln.

Gesichtsneuralgie: Nervenschmerzen im Bereich einer oder beider Gesichtshälften.

Hemikranie: Halbseitiger Kopfschmerz, vor allem bei der Migräne.

Hypertonie: Zu hoher Blutdruck, ständig höher als 140:90 mm Hg (= Millimeter Quecksilbersäule als Maßstab für den Blutdruck).

Hypotonie: Zu niedriger Blutdruck, bei der Frau unter 100:60 mm Hg und beim Mann unter 110:60 mm Hg.

Indikation: Heilanzeige; Anwendungsbereich eines Arzneimittels.

Interaktion: Wechselwirkung, beispielsweise zwischen mehreren Arzneimitteln.

Kernspintomographie (= Magnetresonanztomographie): Technik zur Gewinnung von Schnittbildern aus dem Körper mit Hilfe von starken Magnetfeldern und kurzen Radioimpulsen; beruht auf dem Kernspin, womit die Drehung des Atomkerns um seine eigene Achse bezeichnet wird; sehr aufwendig und teuer, deshalb besonderen Fällen vorbehalten.

Kontraindikation: Gegenanzeige; Umstand, bei dem ein Heilmittel nicht angewendet werden sollte.

Medikament: Arzneimittel.

Medikation: Verordnung eines Arzneimittels.

Nausea: Übelkeit.

Neuralgie: Nervenschmerz; sehr heftige, kurzdauernde Schmerzen, die auf das Ausbreitungsgebiet eines Nervs begrenzt sind.

Neurologie: Fachgebiet der Medizin, das sich mit der Erforschung, Diagnose, Behandlung von Erkrankungen des Nervensystems befaßt.

Neurotransmitter: Chemischer Botenstoff, der Informationen von einer Nervenzelle zur anderen überträgt.

Nozizeptoren: Nervenfasern für die Wahrnehmung von Schmerz.

Ödem: Ansammlung von Flüssigkeit im Gewebe mit meist schmerzloser Schwellung.

Parästhesien: Mißempfindungen von Nerven, die als »Einschlafen« und »Ameisenlaufen« wahrgenommen werden.

Parese: Erschlaffung, unvollständige Lähmung.

Peristaltik: Fortschreitende Bewegungen von Magen und Darm sowie des Harnleiters.

Peroral: Aufnahme eines Arzneimittels durch den Mund.

Pharmakologie: Lehre von den Wirkungen der Arzneimittel am kranken oder gesunden Organismus.

Placebo: Scheinmedikament, das zwar in Form, Farbe, Geschmack einem echten Arzneimittel gleicht, aber keinen pharmakologisch wirksamen Arzneistoff enthält; es kann dennoch das Zentrale Nervensystem beeinflussen und darüber Wirkung haben. Placebos werden bei der klinischen Prüfung neuer Arzneimittel verwendet, zum Beispiel im Doppelblindversuch, bei dem sowohl der Arzt als auch der Patient nicht wissen, wer was erhält.

Prophylaxe: Vorbeugung gegen Krankheiten.

Prostaglandine: Substanzen im Gewebe; haben vielfältige Funktionen, unter anderem bei der Wahrnehmung von Schmerzen.

Psychopharmaka: Arzneimittel, die vor allem auf das Zentrale Nervensystem wirken und über die Wirkung auf psychische Funktionen das Erleben und Verhalten beeinflussen.

Psychosomatik: Krankheitslehre, die Zusammenhänge zwischen psychischen Faktoren und körperlichen Erkrankungen berücksichtigt.

Relaxation: Entspannung.

Resorption: Aufnahme von Substanzen in den Körper, zumeist vom Darm in den Blutkreislauf oder in die Lymphbahn.

Rezeptoren: Empfangseinrichtungen von Zellen für bestimmte Reize, an die sich chemische Botenstoffe wie Hormone, Prostaglandine, Enzyme binden.

Serotonin: Neurotransmitter im Zentralen Nervensystem, in Blutplättchen, im Darm; ist von großer Bedeutung bei der Auslösung einer Attacke der Migräne.

Subarachnoidalblutung: Bluterguß in die Hirnhäute, hauptsächlich bei Gefäßblutungen an der Schädelbasis.

Thrombozyten: Blutplättchen, leiten die Blutgerinnung ein und bilden Blutgerinnsel (Thrombose).

Toxikologie: Lehre von den schädlichen Eigenschaften chemischer Substanzen.

Trauma: Verletzung, Gewalteinwirkung sowohl in körperlicher als auch in psychischer Hinsicht.

Trigeminus-Nerv: Gesichtsnerv; 5. Hirnnerv, der Signale aus dem Gesicht, Teilen der Kopfhaut, der Hirnhäute und der Hirngefäße zum Hirnstamm leitet.

Trigger: Auslösefaktor für eine Attacke der Migräne.

Vasodilatation: Erweiterung eines Blutgefäßes.

Vasokonstriktion: Verengung eines Blutgefäßes.

Vegetatives Nervensystem: Teil des Nervensystems, der nahezu unabhängig vom Willen wichtige lebenserhaltende Funktionen wie Herzschlag, Blutdruck, Atmung, Verdauung reguliert.

Zentrales Nervensystem: Besteht aus Gehirn, verlängertem Mark und Rückenmark.

Literaturhinweise

Bücher

Diener, H.-Ch.: »Migräne«, Piper-Verlag, München, 1993.

Diener, H.-Ch./Brauer, K.G.: »Kopfschmerz, Migräne – was tun?«, medpharm, Stuttgart, 1994.

Ensink, F. B. M./Soyka, D. (Herausgeber): »Migräne«, Springer-Verlag, Berlin, Heidelberg, 1994.

Falletta, B. A.: »Kopfschmerzen«, Wilhelm Goldmann Verlag, München, 1989.

Forth, W. (Herausgeber): »Zur Problematik der schwachwirksamen Analgetika«, G. Braun Verlag, Karlsruhe, 1985.

Göbel, H.: »Kopfschmerzen«, Springer-Verlag, Berlin, Heidelberg, 1994.

Peikert, A.: »Migräne und Kopfschmerzen«, Georg Thieme Verlag, Stuttgart, 1995.

Pfaffenrath, V./Gerber, W.-D.: »Chronische Kopfschmerzen«, Verlag W. Kohlhammer, Stuttgart, 1992.

Zenz, M./Jurna, I.: »Lehrbuch der Schmerztherapie«, Wissenschaftliche Verlagsgesellschaft, Stuttgart, 1993.

Zeitschriften

Beaver, W. T.: »Aspirin and Acetaminophen as Constituents of Analgesic Combinations«, in: »Arch Intern Med«, Vol. 141, February 23, 1981, 293–300.

Beaver, W. T.: »Combination Analgesics«, in: »The American Journal of Medicine«, September 10, 1984, 38–53.

Bosse, K./Kühner, A.: »Behandlung von Kopfschmerzen verschiedenster Genese«, in: »Therapiewoche«, 51/52 (1988), 3879–3884.

Bromm, B. et al.: »Zur analgetischen Wirksamkeit von Paracetamol und Acetylsalicylsäure im experimentellen Schmerzmodell«, in: »Schmerz/Pain/Doleur«, 9 (1988), 5–11.

Dalessio, D. J.: »On the Safety of Caffeine as an Analgesic Adjuvant«, in: »Headache Quarterly, Current Treatment and Research«, 5:2 (1994), 125–126.

Forth, W.: »Schmerzmittel im Alltag«, in: »Klinische Wochenschrift«, 64 (1986), 294–298.

Fox, J. M.: »Kombinationsarzneimittel aus Paracetamol plus Acetylsalicylsäure: Nutzen und Risiken«, in: »Der Schmerz«, 9 (1995), 273–285.

–: »Coffein plus Analgetika – eine sinnvolle Kombination«, in: »Der Schmerz«, 2 (1988), 183–197.

Gerber, W.-D.: »Nichtmedikamentöse Kopfschmerztherapie«, in: »Münchner Medizinische Wochenschrift«, 136/15 (1994), 234.

Gerbershagen, U.: »Progressive Muskelentspannung bei Patienten mit chronischen Schmerzen«, in: »Rheuma – Schmerz & Entzündung«, 12/4 (1992), 22–24.

Göbel, H. et. al.: »Selbstmedikation bei Migräne und Kopfschmerz vom Spannungstyp«, in: »Deutsche Apotheker Zeitung« 135/9 (1995), 763–778.

Grimmel, K.: »Kopfschmerz als Symptom internistischer Erkrankungen«, in: »Therapiewoche«, 37 (1987), 1146–1152.

Gutmann, G./Wörz, R.: »Entstehung und Vorbeugung von Schulkopfschmerz«, in: »Fortschritte der Medizin«, 106/24 (1988), 485–488.

Holz-Slomczyk, M.: »Grundsatzfragen zur Beurteilung von Kombinationsarzneimitteln«, in: »Pharm. Ind.«, 51/2 (1989), 123–126.

Kopfschmerz-Klassifikations-Komitee der Internationalen Kopfschmerzgesellschaft: »Klassifikation für Kopfschmerzerkrankungen, Kopfneuralgien und Gesichtsschmerz«, in: »Nervenheilkunde«, 8 (1989), 161–203.

Lignières, B. de: »Menstruationsabhängige Migräne«, in: »Münchner Medizinische Wochenschrift«, 136/27 (1994), 432–433.

Migliardi, J. R. et al.: »Caffeine as an Analgesic Adjuvant in Tension Headache« in: »Clinical Pharmacology & Therapeutics«, Vol. 56, Nr. 5, 576–586.

Monographie: »Acetylsalicylsäure«, veröffentlicht im »Bundesanzeiger« Nr. 191 vom 10. 10. 1992.

Monographie: »Acetylsalicylsäure plus Coffein in fixer Kombination«, veröffentlicht im »Bundesanzeiger« Nr. 31 vom 15. 2. 1994.

Monographie: »Acetylsalicylsäure plus Paracetamol in fixer Kombination«, veröffentlicht im »Bundesanzeiger« Nr. 88 vom 10. 5. 1994.

Monographie: »Coffein«, veröffentlicht im »Bundesanzeiger« Nr. 209 vom 8. 11. 1988.

Monographie: »Paracetamol (2. Fassung)«, veröffentlicht im »Bundesanzeiger« Nr. 165 vom 3. 9. 1993.

Monographie: »Paracetamol plus Coffein in fixer Kombination«, veröffentlicht im »Bundesanzeiger« Nr. 209 vom 8. 11. 1988.

Pothmann, R.: »Migräne bei Kindern«, in: »Pädiatrie«, 6/11 (1990), 4–6.

Soyka, D. et al.: »Behandlung des Spannungskopfschmerzes«, in: »Münchner Medizinische Wochenschrift«, 132/22 (1990), 353–356.

Ward, N. et al.: »The Analgesic Effects of Caffeine in Headache«, in: »Pain«, 44 (1991), 151–155.

Stichwortregister